2010 年北京市校外人才培养基地建设项目资助

老年康复评定

荣湘江　陈雪丽　主编

人民体育出版社

编 委 会

编写说明

2011 年，首都体育学院与北京老年医院共同建立了北京市校外人才培养基地。为了加强人才培养、学术交流及健康防病科学知识的传播，我们双方组织专家、教授，共同开展了《老年综合征的预防与康复》和《老年康复评定》两本书的编写工作，以期为专业学生、医生、康复治疗师及老年人群等提供参考。

结合各自优势联合编写校、院双方的教材、健康普及书籍，对于我们尚属首次，是一个探索性的工作。虽说有很好的初衷，但书中的编入内容、编写体例、撰写方式等，肯定还存在不足之处。欢迎在使用过程中提出宝贵意见和建议，使我们今后的工作做得更好。

北京市校外人才培养基地双方建设单位

首都体育学院

北京老年医院

2013 年 7 月 1 日

目　录

第一章 绪 论

随着老年康复需求深度和广度的增加，老年康复医学也受到了广泛的关注。老年康复医学是预防、诊断、评定及治疗老年疾病和衰老导致的功能减退或障碍的学科，是康复医学和老年医学的交叉学科。老年人群、老年疾病和老年问题的特殊性和复杂性，决定了老年康复医学的研究方法、研究内容、康复评定和治疗等方面，既有康复医学的共性，又有其特殊性。因此，老年康复评定从服务对象、评定内容、注意事项和影响因素等方面均有其特点。

第一节 老年康复评定概述

一、概 念

老年康复评定（geriatric rehabilitation evaluation/assessment）是通过收集和分析老年患者的各种相关资料，准确地判断功能障碍的情况并形成障碍学诊断的过程，是用客观量化的方法有效而准确地判定老年人功能障碍的种类、性质、部位、范围、严重程度和预后的过程。老年康复评定是康复治疗的基础和依据，是老年康复医学的重要内容和组成部分。老年康复评定类似于临床医学的疾病诊断过程，但又不完全相同，前者是根据患者的功能状态来客观地确定功能障碍的相关信息，后者是根据临床症状来确定病变的部位、原因以及预后等。

老年康复评定是对老年人的医学、心理、功能和社会方面等进行多学科、全方位鉴定的诊断过程，并以此为依据制定综合康复干预措施，旨在最大限度地提高或维持老年人的生活质量，以便于长期随访管理。

二、 评定对象

1. 有明确残疾的老年人，如偏瘫、听力和视力下降等。

2. 虽无明确残疾，但患有能导致功能障碍的慢性疾病的老年人（如心脏病、慢性阻塞性肺病、糖尿病、骨性关节炎等），以及虽不致引起死亡但能影响功能状态的疾病（如关节炎、骨质疏松症等）。

3. 相对健康的老年人，虽无明显的慢性疾病和残疾，但是存在与年龄相关的功能减退，如步态变化、肌肉力量降低、平衡能力减退、反应变慢、记忆力减退等。

三、评定内容和分层

（一）评定分类标准

功能、残疾和健康的国际分类（International Classification of Functioning, Disability and Healthy，ICF）中明确，康复评定包含器官或系统（organ or system）、个体（personal）和社会（social）三个方面的水平，即功能障碍、能力障碍和社会性障碍的评定，同时包含躯体功能、精神状态、言语功能、社会功能（physical，mental，language，social function）等多方面的评定。模式见图 1-1

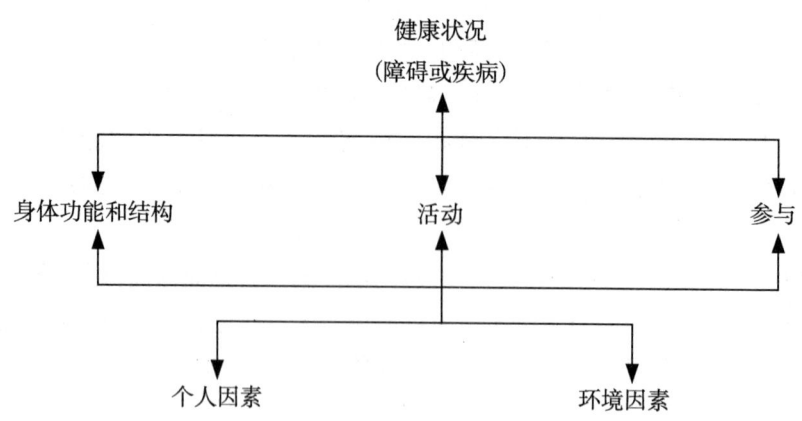

图 1-1 ICF 概念模式

（二）老年康复评定应关注的特殊问题

由于老年人群的复杂性和特殊性，老年康复评定的基本内容包括全面的医疗信息、躯体功能评定、认知和心理功能评定以及社会或环境因素评定四个方面，其中功能评估应关注损伤前和当前的功能状态两方面。与其他康复专业不同，老年康复评定还应重视对老年问题或老年综合征的筛查（如视力和听力下降、认知功能、口腔问题、营养情况、骨质疏松与跌倒风险、疼痛和尿便失禁、卧床不起等），以及多重用药的管理等在老年疾病和功能障碍防治中至关重要的其他许多方面的问题。另外，老年康复评估与常规医学评估的区别在于，评定的对象更注重伴有复杂问题的老年人群，强调功能状态和生活质量，常由多学科团队提供医疗服务。

四、工作方式——多学科评定团队

根据老年人和老年疾病的特点，对老年患者的康复医疗需考虑更多的方面，如营养、各系统的功能状态、多重用药的问题等。因此，单一的康复评定往往不能满足老年康复的临床工作需要。多学科评定团队是老年康复评定的工作基础和主要工作方式，由康复医师、康复治疗师团队（包括物理治疗师、作业治疗师、语言/吞咽治疗师等）、营养师、康复护士、临床药师、其他相关临床科室医师、社会工作者等组成，以患者为中心，从不同侧面进行多角度的评定，为康复治疗提供依据。

第二节 老年康复评定工作流程和目的

一、评定工作流程

1. 老年康复评定包括详细的病残史和疾病史、医学检查结果、服药史、跌倒史、生活方式、康复目标和期望、职业和家庭状况，以及各种功能障碍、能力障碍和社会障碍的评定结果等各种资料。

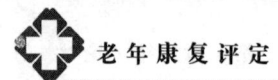

2. 召开初期老年综合评定会，多学科评估团队综合分析资料信息，得出综合评定结果，确定障碍问题、残存的功能或能力，分析障碍原因，形成障碍学诊断，同时分析康复治疗的影响因素。

3. 根据评定结果，制定合理的康复治疗方案。

4. 定期召开老年综合评定会议，调整和修改康复治疗方案。

5. 终期评定决定老年患者进一步康复治疗方案和建议。

6. 出院后随访。

常规的康复评定包括初期、中期和末期评定，但随着康复医学的发展，临床工作中已形成更频繁的评定。目前临床评定大多每两周一次，病情变化时随时评定，以便调整康复治疗方案，严格意义上的三期评定目前仍应用于科研方面。

初期评定：在制订康复计划和开始康复治疗前进行的首次评定。目的是了解功能状况及障碍程度、致残原因、康复潜力，并评估康复的预后，以此作为拟定康复目标和制订康复计划的依据。

中期评定：在康复疗程中期进行。目的是了解经过一段时期的康复治疗后功能改变情况，并分析其原因，以此作为调整康复治疗计划的依据。

末期评定：康复治疗结束前进行。评定总的功能状态，从而评价康复治疗的效果，提出今后重返家庭、社会或进一步康复处理的建议。

二、评定目的

1. 了解残疾所致功能障碍的性质、部位、范围、严重程度、发展趋势、预后和结局。

2. 确定尚存的功能代偿能力。

3. 为制订和修改康复治疗方案提供客观依据。

4. 动态观察残疾的发展变化和预后。

5. 评定康复治疗的效果。

6. 开发新的更有效的康复治疗手段。

7. 对出院后的患者提出建议。

8. 为残疾等级的划分和回归社会提供依据。

第三节　老年康复评定的特点

一、特　点

1. 应关注与衰老相伴的生理性功能减退的评定。
2. 在评定目前功能状态的同时，关注本次发病前的功能状态情况。
3. 注重综合评定。
4. 注意选择适合老年人的评定工具和方法。
5. 有些评定需分次完成，如成套的评价量表和复杂的评价量表。
6. 在评定前应先进行认知功能的筛查，判定老年人认知功能障碍对评定结果的影响。
7. 不同的疾病功能评定结果可能相同，相同的疾病功能评定的结果也可能不同。

二、老年综合评估简介

衰老常伴随功能减退和多种老年疾病，往往涉及身体、精神、情感和社会等诸多因素。由于老年人群固有的复杂性和特殊性，常规医学评估和单一的干预措施用于老年人群时，往往忽视了许多普遍存在的老年问题，如认知障碍（intellectual impairment）、活动减少（immobility）、行动不稳（instability）、失禁（incontinence）和医院性损伤（iatrogenic disorders）等。另外，老年患者急性病后常伴有更高的不良预后的危险，约30%的幸存者在出院后的3个月内日常生活活动能力（Active of daily life，ADL）下降，并伴随多种慢性疾病和影响健康的老年问题，如谵妄、跌倒和营养不良等，15%~50%急性病后的患者出现功能减退，即与病前相比在 ADL 中具有 1 项以上活动不能独自完成，而且，一旦出现 ADL 减退将很难恢复。

近十年来，老年综合评估（Comprehensive Geriatric Assessment，CGA）在国外发达国家已广泛应用于老年医学的各个领域，对老年患者实施全面的评估、诊治和长期管理，已取得了良好的效果。CGA 是对老年人的医学、心理和功能等方面进行多学科、全方位的诊断过程，并以此为依据制订综合康复干预措施；目的是最大限度地提高或维持老年人的生活质量，以便于长期随访管理；强调患者的生活质量、功能状态和预后；主要针对那些虚弱并伴有不同程度功能损害，可以通过综合干预措施有所改善的老年患者，而不适用于健康老年人、疾病急性期、器官功能衰竭或严重功能障碍的患者（如疾病晚期、严重痴呆、ADL 功能已完全丧失等）。CGA 与常规医学评估的区别在于：1. 注重伴有复杂问题的老年人群；2. 强调功能状态和生活质量；3. 常由多学科团队提供医疗服务。在老年康复中，某几个方面小小的进步也会带来整体功能的改善，因此，既要关注老年人疾病的治疗，又要关注他们的功能维持与恢复。尽管老年人的功能障碍形成是多因素的，且与疾病伴发，但老年康复能改善其健康和功能状况，对疾病和功能的全面评估是制订有效康复计划的基础。CGA 工作基础是多学科团队针对患者的功能、损伤和社会支持等方面的标准化的评价工具。

第四节　老年康复评定方法

一、康复评定方法分类

根据评估对象功能障碍特性的评定是描述性还是量化性，可将老年康复评定方法分为定性评定、定量评定和半定量评定三类。

（一）定性评定

定性评定是一种从整体上分析描述并把握评定对象功能障碍特性的评定方法。它收集的是反映事物质的规律性的描述性资料，而非量化性的资料。这种方法主要是解决患者"是不是"或"有没有"的问题，常用文字语言进行相关描述。适用于个案分析和比较分析中的差异性描述。定性评定易受到评定者和评定对象主观因素的干扰，从而使得评定结果具有一定的模糊性和不确定性。

康复工作中常用的定性评定包括观察法和调查法。通过观察和调查，将患者信息资料与正常人群表现特征进行归类对比分析，即可大致判断其是否存在功能障碍以及功能障碍的性质、范围、程度等。定性评定常作为一种筛查手段对患者进行初查，以找出问题。其优点在于检查不受场地限制，不需要高级仪器设备，评定用时较短等。因此，定性评定常常是定量评定的前期工作，为进一步定量评定限定范围，提高定量评定的针对性。

(二) 定量评定

定量评定是指分析一个被研究对象所包含成分的数量关系或所具备性质间的数量关系；也可以对几个对象的某些性质、特征、相互关系从数量上进行分析比较，研究的结果也用"数量"加以描述。定量分析的特征是实证性、明确性、客观性的，常用数学语言进行描述。

康复工作中功能障碍的程度常用数值来表示，数据一般用度量单位表示。如关节活动度、步态分析中的各种参数等。定量评定的突出优点在于将观察指标数量化，结论客观、准确。定量评定是临床和科研中最重要、最有价值的手段。

(三) 半定量评定

半定量评定是将观察的内容按等级进行量化，并将等级赋予相应的分值的方法，结果比定性评定结果更明确、突出，但分值反映的结果不如定量评定准确。

半定量评定是康复工作中功能评定常用的方法，而且可以判断功能障碍的程度，易于操作和推广。如脑卒中后 Brunnstrom 六阶段、肌力评定的徒手肌力检查法、日常生活活动能力评定的 Barthel 指数等。

(四) 定量分析和定性分析的关系

定性分析与定量分析应该是统一的，相互补充的；定性分析是定量分析的基本前提，没有定性的定量是一种盲目的、毫无价值的定量；定量分析使定性分析更加科学、准确，它可以促使定性分析得出广泛而深入的结论。

二、信度与效度及其关系

(一) 信度

所谓的信度，是指使用相同指标或测量工具重复测量相同事物时，得到相同结果的可能性。如果说某个指标或测量工具的信度高，那它提供的测量结果就不会因为指标、测量工具或测量设计本身的特性而发生变化；反之亦然。根据测量过程中不同的误差来源，可分为再测信度、复本信度和折半信度。

再测信度，是用同一测量工具在不同的时间对同一群受试者前后测量两次，然后计算两次测量分数的相关系数。相关系数越大，说明两次测量的一致性越高。相隔的时间不应该太长。

复本信度，是用两个完全等值的（平行的）复本对同一群受试者进行测试，计算两种复本测量分数的相关系数。相关系数越大，说明两个复本构成带来的变异越小。如考试中使用的 A、B 卷。

折半信度，只用一个测量工具对同一群受试者实施一次测量，但将奇数题和偶数题分开计分，再计算奇数试题和偶数试题分数之间的相关系数。

（二）效度

所谓的效度，是指测量工具能够测出其所要测量的特征的正确性程度。效度越高，即表示测量结果越能显示其所要测量的特征。如果说根据某项特征能够区分人、物或事件，那么说某个测量该特征的测量工具是有效的，就是指它的测量结果能把具有不同特征的人、物或事件进行有效的区分。常用的有表面效度、内容效度和效标效度。

表面效度是指测量效果和人们头脑中的印象或学术界形成的共识之间的吻合程度，吻合程度高，表面效度就高。

内容效度是指测量在多大程度上涵盖了被测量概念的全部内涵，测量工具代表概念定义的内容越多，内容效度就越高。

效标效度是指测量结果与一些标准之间的一致性程度，这些标准能够精确表示被测概念。

（三）信度与效度的关系

信度是效度的必要条件，但不是充分条件。一个测量工具要有效度必须有信度，没有信度就没有效度；但是有了信度不一定有效度。

信度低，效度不可能高。因为如果测量的数据不准确，也并不能有效地说明所研究的对象。

信度高，效度未必高；效度低，信度很可能高；效度高，信度也必然高。

三、康复评定方法

(一) 调查法

调查法包括历史调查和现状调查两个方面。历史调查主要包括档案、文献资料和向了解被评估者过去经历的人调查等内容。现状调查主要围绕与当前问题有关的内容进行。调查对象包括被评估者本人及其周围的"知情人"。调查方式除一般询问外，还可采用调查表（问卷）的形式进行。调查法的优点是可以结合纵向和横向两个方面的内容，广泛而全面。不足之处是调查常常是间接性的评估，材料真实性容易受被调查者主观因素的影响。

(二) 观察法

观察法是通过对被评估者行为表现进行直接或间接（通过肉眼或摄影录像设备）的观察或观测的一种评估方法。观察法可分为自然观察法与控制观察法两种形式。前者指在自然情境（如家庭、学校、幼儿园或工作环境）中，被评估者的行为不受观察者干扰，按照其本来方式和目标进行所得到的观察。后者指在经过预先设置的情境中进行的观察。观察法的优点是材料比较真实和客观，对老年人的心理评估以及对一些精神障碍者的评估而言，观察法显得尤为重要。不足之处是，观察法得到的只是外显行为，不易重复。观察结果的有效性，还取决于观察者的洞察能力、分析综合能力等。

(三) 量表法

量表法是运用量表形式测定被调查者对问题的态度的询问方法。根据不同的用途，可以对量表进行分类。一般可以将量表分为直接量表和间接量表两大类。直接量表由调查者设计问题并询问被调查者，被调查者在有关量表上评定其态度；间接量表则由被调查者按其态度或意愿，在大量的备选问题或语句中选择出合适的语句代表其态度。

量表法的优点，客观、量化、便于分析和统计、经济、省时、省力。量表法的缺点，需进行标准化的培训、易受受试者和评定者的主观影响、不能包括观察事物的各个方面、不适于对一些复杂问题的深层研究，有时由于过

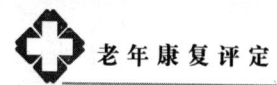

于量化，操作起来比较困难。量表设计的好坏也直接引导着评价方向，影响着评价的质量。

（四）仪器测量法

仪器测量法指借助于各种仪器设备对某种功能进行相关参数的测量的方法。其突出的优点是准确、精确、量化、客观，而且可以根据需要选择不同的条件，如等速运动肌力测定、步态分析等。随着科技的发展，仪器测量法将有更大的发展空间。

第五节　评定方法的选择和结果质量控制

一、康复评定结果质量控制

康复评定应该通过采用国际认可标准的评价技术对患者进行多方面、多层次的定量和定性评定，为康复医师及康复治疗人员分析障碍存在的原因、制订康复处方、检验治疗效果、预后预测及判定残疾等级提供科学、客观的依据和指导。

二、老年康复评定记录

（一）记录的基本要求

详细、真实的康复评定记录至关重要，它是评定过程的载体和判断结果的依据，其要求如下。

1. 内容真实、可靠。
2. 描述精炼、重点突出。
3. 记录格式规范、系统。
4. 记录及时。
5. 保持记录的连续性。

(二) 记录方法 (SOAP 格式)

SOAP 格式记录方法包括以下内容。

1. S (subjiective)：主观资料，是患者、家属和/或陪护者的陈述。
2. O (objective)：客观检查所见，观察、检查或测量的结果。
3. A (assessment)：评定，对资料的分析判断以及制定目标。
4. P (plan)：计划，制定治疗计划和具体治疗方案。

三、选择老年康复评定方法的原则和注意事项

(一) 康复评定的基本原则

1. 选择合适的评定方法。根据评定目的选择评定方法，选择信度、效度高的评价方法；根据障碍选择评定方法，全面与针对性相结合，适当选择评定内容；根据客观条件选择评定方法，方法尽可能标准化、量化，单项评定与综合评定相结合。
2. 确定适当的评定时机。
3. 营造良好的评定环境。加强医患的密切合作，评定前要向患者说明方法和目的，以取得患者的充分合作。避免患者过度疲劳、疼痛等。
4. 评价过程最好由一人完成，以保证评价的正确性。
5. 必要时进行健侧与患侧的对比。
6. 评定者应进行标准化的培训。
7. 选择信度、效度高的评定工具。
8. 选择与国际接轨的通用方法。
9. 考虑时间因素。

(二) 老年康复评定的注意事项

1. 选择标准化评定方案时需进行严格的培训。
2. 检查应从筛查开始，如有必要，则应在筛查的基础上进行深入的详查。
3. 避免滥用检查，减少不必要的检查。
4. 重视和提高与患者、患者家属、其他专业人员交流与沟通的能力。

第二章　老年运动功能的内容和方法

第一节　关节活动度的评定

一、概　述

关节活动范围（range of motion，ROM）是指关节运动时所通过的运动弧，常以度数表示，亦称关节活动度。关节活动度的测量是对于一些能引起关节活动受限的身体功能障碍性疾病，如关节炎、骨折、烧伤以及手外伤等的首要评定过程。因关节活动有主动与被动之分，所以关节活动范围亦分为主动的与被动的。主动的关节活动范围是指被检查者在没有外力的作用下通过支配某关节的肌肉收缩来完成关节活动度。被动的关节活动范围是指被检查者肌肉无收缩而是在外力的作用下完成关节活动度。通常被动的关节活动范围比主动的关节活动范围稍微大一些。

影响关节活动度的因素有三个，一是关节的解剖结构情况，二是产生关节运动的原动肌的肌力，三是与原动肌相对抗的拮抗肌伸展性。此外，年龄、性别、职业对关节活动范围也有影响，如儿童和少年比成人大，女性比男性的关节活动范围大，运动员比一般人的活动范围大。

关节活动范围异常常见原因，如关节、软组织、骨骼病损所致的疼痛与肌肉痉挛；制动、长期保护性痉挛、肌力不平衡及慢性不良姿势等所致的软组织缩短与痉挛；关节周围软组织疤痕与粘连；关节内损伤与积液、关节周围水肿；关节内游离体；关节结构异常；各种病损所致的肌肉瘫痪或无力；运动控制障碍等。

关节活动度的测量目的如下：

(1) 确定功能受限或引起不适的程度。

(2) 确定恢复功能或减少不适所需的角度。

(3) 记录功能的恢复情况。

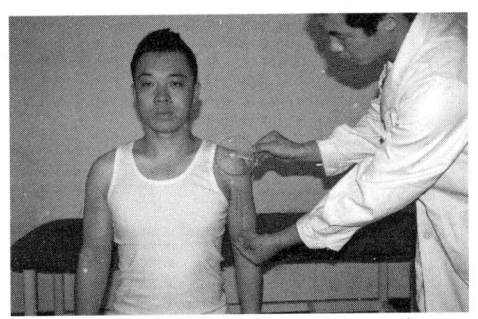
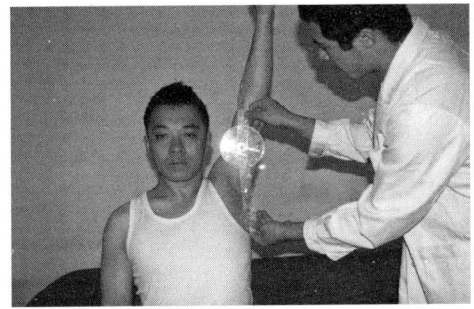

图 2-4 肩关节运动—外展（上肢经体前侧上举）

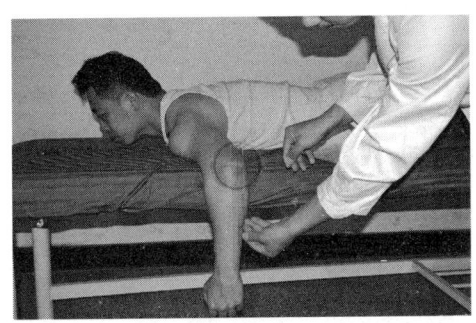
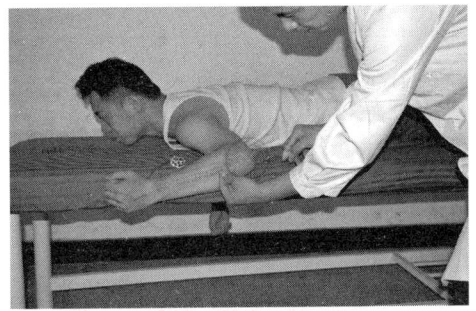

图 2-5 肩关节运动—内旋

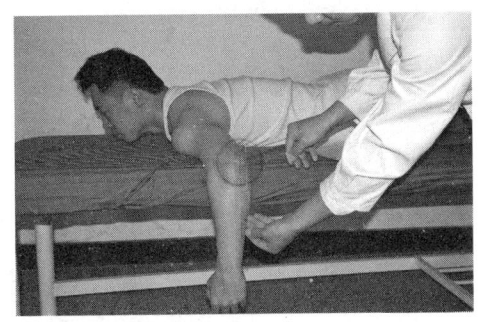
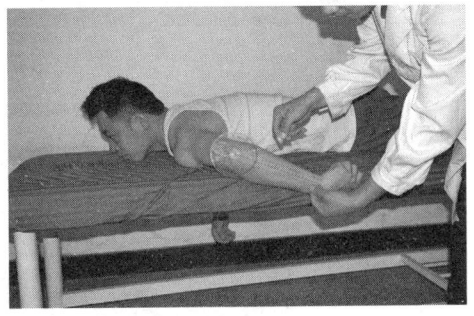

图 2-6 肩关节运动—外旋

表 2-2　下肢主要关节活动范围的评定方法

关节	运动	受检者体位	量角器放置方法			正常活动范围
			轴心	固定臂	移动臂	
髋	屈	仰卧或侧卧,对侧下肢伸直	股骨大转子	与身体纵轴平行	与股骨纵轴平行	0°~125°
	伸	侧卧,被测下肢在上	股骨大转子	与身体纵轴平行	与股骨纵轴平行	0°~15°
	内收外展	仰卧	髂前上棘	左右髂前上棘连线的垂直线	髂前上棘至髌骨中心的连续	各 0°~45°
	内旋外旋	坐位,两小腿于床缘外下垂	髌骨下端	与地面垂直	与胫骨纵轴平行	各 0°~45°
膝	屈、伸	俯卧或仰卧或坐在椅子边缘	股骨外髁	与股骨纵轴平行	与胫骨纵轴平行	屈 0°~150°伸 0°
踝	背屈跖屈	仰卧,膝关节屈曲,踝处于中立位	腓骨纵轴线与足外缘交叉处	与腓骨纵轴平行	与第五跖骨纵轴平行	背屈 0°~20°跖屈 0°~45°

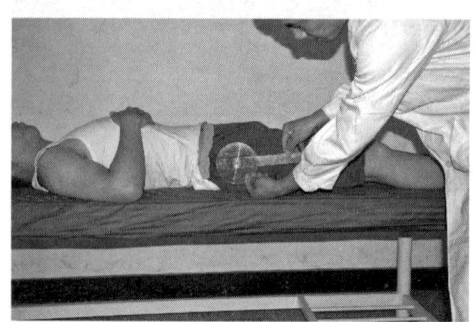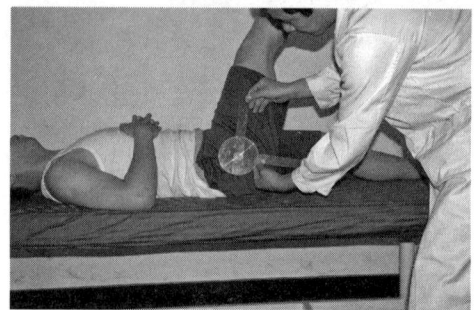

图 2-7　髋关节运动—屈

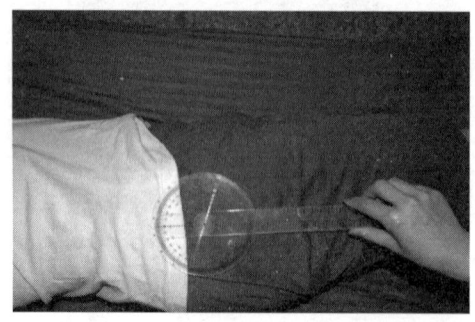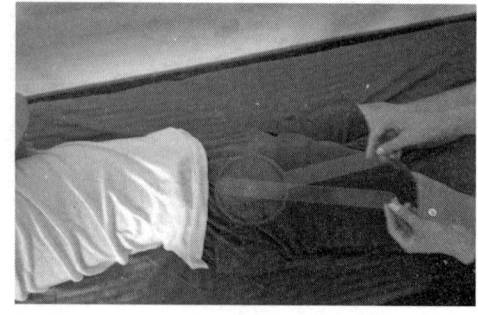

图 2-8　髋关节运动—伸

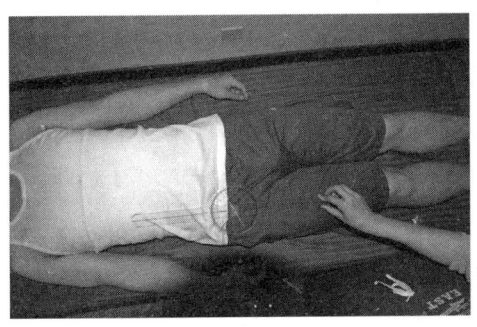
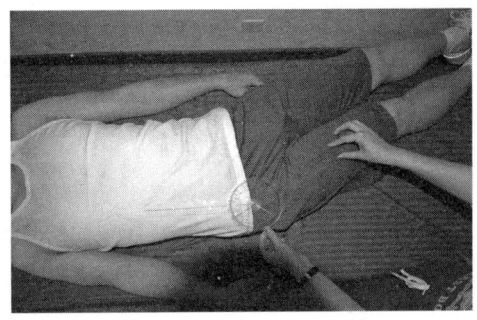

图 2-9　髋关节运动—内收

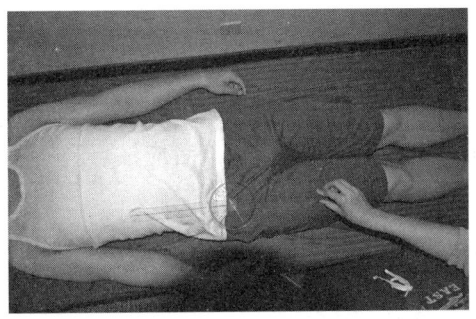
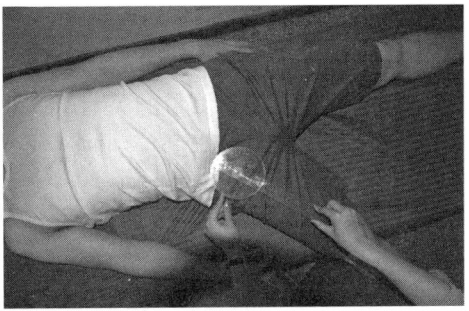

图 2-10　髋关节运动—外展

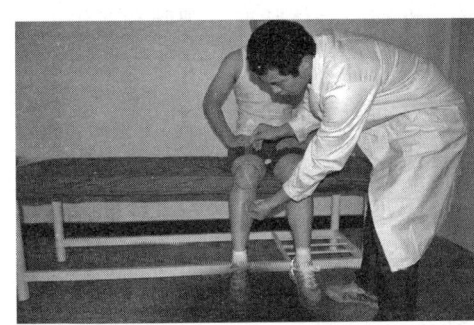
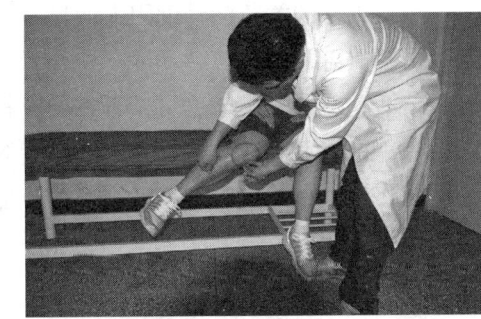

图 2-11　髋关节运动—内旋

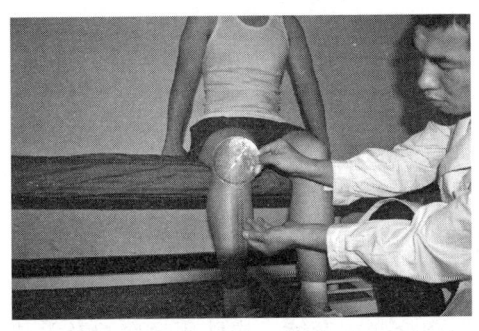
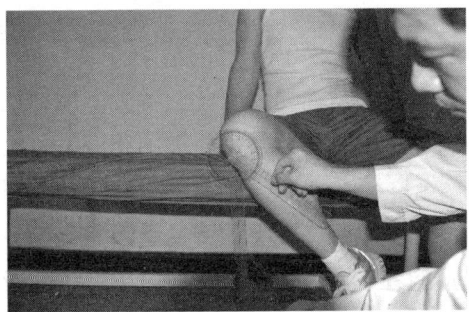

图 2-12　髋关节运动—外旋

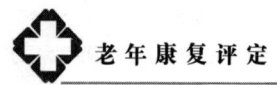

四、评定准确性及评定原则

（一）评定准确性

准确性即信度，是所有评定技术的必要条件，关节活动度评定仅允许有 3°~5° 的误差，为此，检查者应训练有素并须细致地进行测量，以提高准确性。

（二）评定原则

（1）检查者应掌握正常人关节活动度的范围、关节的运动方向以及测量时肢体的摆放位置。如果测量的关节所需肌肉的肌力达到 3 级或以上，在测量之前检查者应首先了解患者主动运动所能达到的最大角度。测量时检查者应注意观察关节是如何运动的。

（2）关节的测量方式并不适合所有的患者。当患者因关节活动受限或残疾而不能摆放在正确测量关节活动度的体位时，检查者可以用视觉来观察患者的主动关节活动度和被动关节活动度。

（3）正常的关节活动度因人而异。年龄、性别、身体状况、肥胖和遗传等因素均可影响正常的关节活动度。检查者可以通过测量患者的健侧关节来确定正常的关节活动度的大小，也可参考相关资料的正常的关节活动度平均值。

（4）检查者应注意检查和回顾患者的既往史，确定患者是否有其他引起关节受限的疾病。在测量时如患者出现关节抵抗，检查者切忌使用暴力。疼痛可能使关节活动度减少。

五、关节活动度评定注意事项

正常关节有一定的活动方向与范围。同一关节的活动范围可因年龄、性别、职业等因素而异，因此，各关节活动范围的正常值只是平均值的近似值。若不及或超过范围，尤其是与健侧相应关节比较而存在差别时，就应考虑为异常。

正常情况下，关节的主动活动范围要小于被动活动范围。当关节有被动活动范围受限时，其主动活动受限的程度一定会更大。关节被动活动正常而主动活动不能者，常为神经麻痹或肌肉、肌腱断裂所致。关节主动活动与被动活动均部分受限者为关节僵硬，主要为关节内粘连、肌肉痉挛或挛缩、皮肤瘢痕挛缩及关

（续表）

关节	运动	主动肌	神经支配	评定
	外展 外旋	前锯肌	C5~7	5、4级 坐位，上臂前平举，肘屈，上臂向前移动作，阻力将肘部后推 3级 体位同上，上臂可做全范围向前移动作 2、1级 体位同上，托住上臂可见肩胛骨活动或触及肌肉收缩

表2-5 肩关节运动主要肌肉的检查手法

关节	运动	主动肌	神经支配	评定
肩	前屈	三角肌前部 喙肱肌	C5~6 C7	5、4级 坐位，上肢做前平屈动作，阻力加于上臂远端向下压 3级 坐位，上肢能抗重力前平屈 2、1级 向对侧卧，悬挂起上肢可主动前屈或触及三角肌前部收缩
	后伸	背阔肌 大圆肌 三角肌后部	C6~8 C6 C5	5、4级 俯卧，上肢做后伸动作，阻力加于上臂远端向下压 3级 俯卧，上肢能抗重力后伸 2、1级 向对侧卧，悬起上肢可主动后伸或触及肌肉收缩
	外展	三角肌中部 冈上肌	C5 C5	5、4级 坐位，肘屈，上臂做外展动作，阻力加于上臂远端向下压 3级 体位同上，上臂能抗重力外展 2、1级 仰卧，悬起上肢能主动外展或触及肌肉收缩
	后平伸	三角肌后部	C5	5、4级 俯卧，肩外展，肘屈，上臂做后平伸动作，阻力于肘后下压 3级 体位同上，上臂能抗重力后平伸 2、1级 坐位，悬起上肢能后平伸或触及肌肉收缩
	前平屈	胸大肌	C5~7	5、4级 仰卧，上臂能做前平屈动作，阻力加于上臂远端向外拉 3级 仰卧，上臂能抗重力前平屈 2、1级 坐位，悬起上肢能主动前平屈或触及肌肉收缩

（续表）

关节	运动	主动肌	神经支配	评定
	外旋	冈下肌 小圆肌	C5 C5	5、4级 俯卧，肩外展，前臂桌外下垂，做肩内、外旋动作，阻力加于前臂远端
	内旋	肩胛下肌 胸大肌 背阔肌 大圆肌	C5~6 C5~T1 C6~8 C6	3级 同上，无外加阻力时肩可做全范围的内、外旋动作 2、1级 同上，肩可做部分范围的内、外旋动作或触及肩胛外缘肌收缩

表 2-6　肘关节运动主要肌肉检查方法

关节	运动	主动肌	神经支配	评定
肘	屈曲	肱二头肌 肱肌 肱桡肌	C5~6 C5~6	5、4级 坐位，测肱二头肌时前臂旋后，测肱桡肌时旋前，做屈肘动作，阻力加于前臂远端 3级 坐位，上臂下垂，前臂可抗重力屈肘 2、1级 坐位，肩外展悬起前臂时可屈肘或触及肌肉收缩
	伸展	肱三头肌 肘肌	C6~8 C7~8	5、4级 俯卧，肩外展，前臂桌外下垂，做伸肘动作，阻力加于前臂远端 3级 体位同上，可抗重力伸直肘关节 2、1级 坐位，肩外展，悬起前臂时可伸肘或触及肌肉收缩
	旋后	肱二头肌 旋后肌	C5~6 C6	5、4级 坐位，肘屈90°，做前臂旋后、旋前动作，握住腕部施加相反方向阻力 3级 体位同上，无外加阻力时前臂可做全范围旋后、旋前动作
	旋前	旋前圆肌 旋前方肌	C6 C8、T1	2、1级 体位同上，可做部分范围的旋转动作或触及肌肉收缩
腕	掌屈	尺侧腕屈肌 桡侧腕屈肌	C8 C6	5、4级 坐位，前臂旋后，手放松，固定前臂做屈腕动作，阻力加于手掌侧 3级 体位同上，无外加阻力时能做全范围的屈腕动作 2、1级 坐位，前臂中立位，固定前臂，能做全范围的屈腕动作或触及肌肉收缩

（续表）

关节	运动	主动肌	神经支配	评定
背伸	尺侧腕伸肌 桡侧腕伸肌	C7 C6~7	5、4级 坐位，前臂旋前，手放松，固定前臂做伸腕动作，阻力加于手背侧 3级 体位同上，无外加阻力时能做全范围的伸腕动作 2、1级 坐位，前臂中立位，固定前臂，能做全范围的伸腕动作或触及肌肉收缩

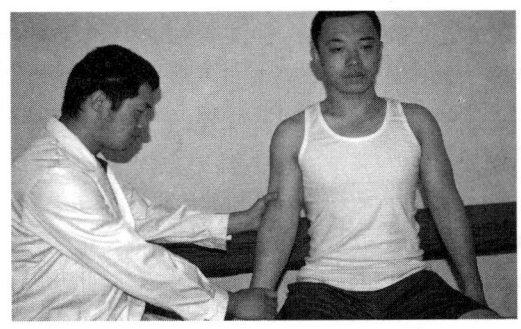

图 2-13　肘关节—屈运动主要
　　　　肌肉的检查手法

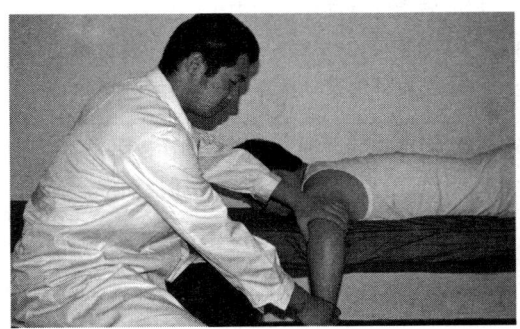

图 2-14　肘关节—伸运动主要
　　　　肌肉的检查手法

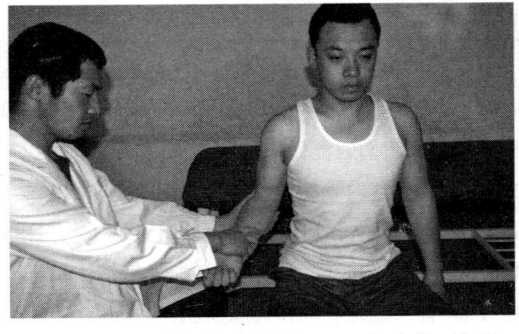

图 2-15　肘关节—旋内旋外运
　　　动主要肌肉的检查手法

表 2-7　掌指关节运动主要肌肉检查手法

关节	运动	主动肌	神经支配	评定
掌指	屈	蚓状肌 骨间掌侧肌、骨间背侧肌	C7~8, T1 尺, C8	5、4 级 做屈掌指关节动作，同时伸指间关节，阻力加于近节指腹 3 级 无外加阻力时能做全范围掌指关节屈曲动作 2、1 级 仅能做部分范围的掌指关节屈曲动作或触及掌心肌肉收缩
	伸	示指伸肌 小指伸肌	C7 C7	5、4 级 做伸掌指关节动作，同时维持指间关节屈，阻力加于近节指背 3 级 无外加阻力时能做全范围掌指关节伸直动作 2、1 级 仅能做部分范围的掌指关节伸直动作或触及掌背肌腱活动
	内收	骨间掌侧肌	C8, T1	5、4 级 做指内收动作，阻力加于 2、4、5 指内侧 3 级 无外加阻力时能做全范围的指内收动作 2、1 级 稍有内收运动或在指基部触及肌腱活动
	外展	骨间背侧肌 小指展肌	C8 C8, T1	5、4 级 做指外展动作，阻力手指外侧 3 级 无外加阻力时能做全范围的指外展动作 2、1 级 稍有外展运动或在指基部触及肌腱活动
近侧指间	屈	指浅屈肌	C7~8, T1	5、4 级 固定关节近端，做屈指动作，阻力加于远端 3 级 无外加阻力时能做全范围的屈指动作
远侧指间	屈	指深屈肌	C7~8, T1	2、1 级 有一定屈指动作或触及肌腱活动

表 2-8　指骨间关节运动主要肌肉检查手法

关节	运动	主动肌	神经支配	评定
拇指腕掌	内收	拇收肌	C8	5、4 级 拇指伸直位做内收动作，阻力加于拇指尺侧 3 级 无外加阻力时能做全范围的拇内收动作 2、1 级 有一定内收动作或扪到肌肉收缩
	外展	拇长展肌、拇短伸肌	C7	5、4 级 拇指伸直位做外展动作，阻力加于拇指桡侧 3 级 无外加阻力时能做全范围的拇外展动作 2、1 级 有一定外展动作或触及肌肉收缩

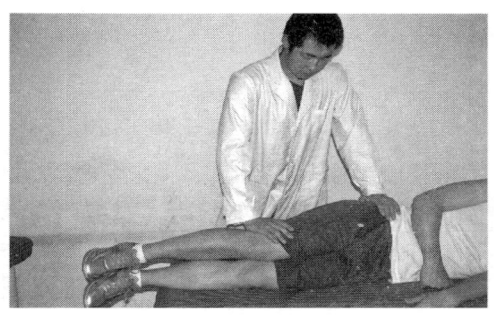
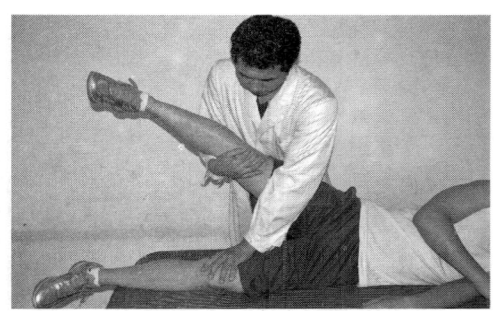

图 2-18　髋关节—内收运动主要肌肉的检查手法　　图 2-19　髋关节—外展运动主要肌肉的检查手法

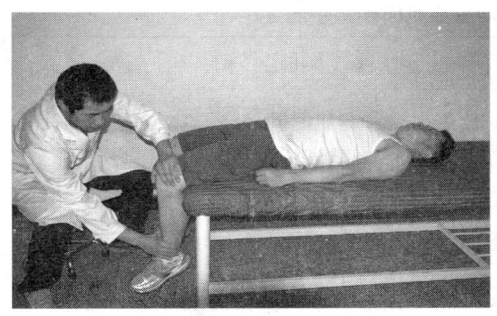
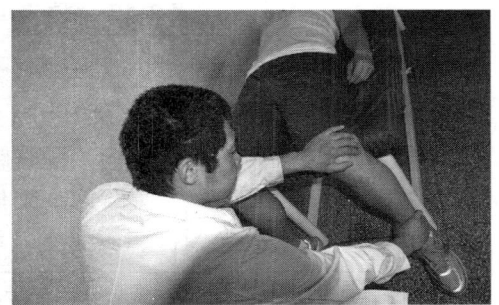

图 2-20　髋关节—旋内运动主要肌肉的检查手法

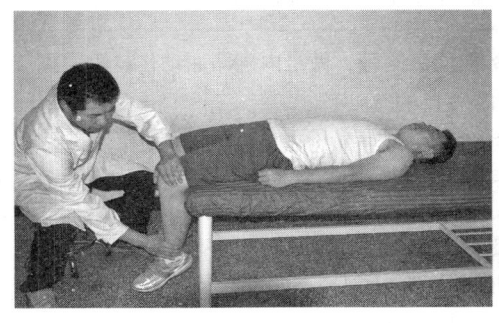
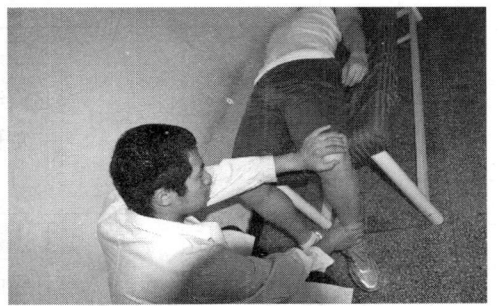

图 2-21　髋关节—旋外运动主要肌肉的检查手法

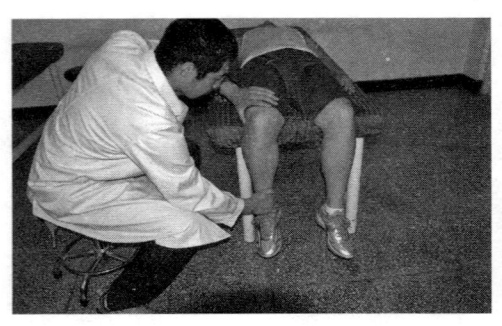
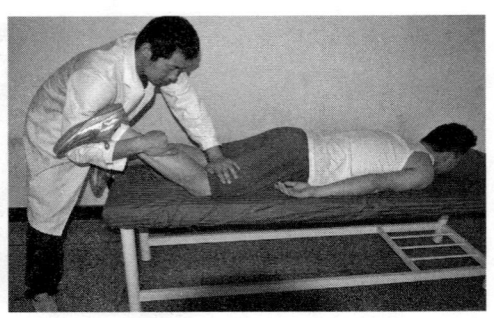

图2-22 膝关节—伸运动主要肌肉的检查手法　　图2-23 膝关节—屈运动主要肌肉的检查手法

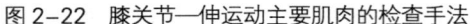

表2-10 踝关节运动主要肌肉检查手法

关节	运动	主动肌	神经支配	评定
踝	跖屈	腓肠肌 比目鱼肌	S1~2	5、4级 俯卧，测腓肠肌时膝伸，测比目鱼肌时膝屈，做踝跖屈动作，阻力加于足跟 3级 体位同上，可抗重力做踝跖屈动作 2、1级 侧卧可跖屈或触及跟腱活动
	内翻 背伸	胫骨前肌	L4~5	5、4级 坐位，小腿下垂，做足内翻踝背伸动作，阻力加于足背内缘向下、外方推 3级 体位同上，可抗重力做足内翻踝背伸动作 2、1级 侧卧可做踝内翻背伸或触及胫骨前肌收缩
	内翻 跖屈	胫骨后肌	L5，S1	5、4级 向同侧侧卧，做足内翻跖屈动作，阻力加于足内缘向外上方推 3级 体位同上，可抗重力做足内翻跖屈动作 2、1级 仰卧可做踝内翻跖屈或触及内踝后肌腱活动
	外翻 跖屈	腓骨长肌、 腓骨短肌	L5，S1	5、4级 向对侧侧卧，做足跖屈外翻动作、阻力在足外缘向内上方推 3级 体位同上，可抗重力做足跖屈外翻动作 2、1级 仰卧，可做踝外翻跖屈或触及外踝后肌腱活动

(续表)

关节	运动	主动肌	神经支配	评定
跖指	屈	蚓状肌	L5，S1~3	5、4级 做屈或伸趾动作，阻力加于趾近节跖侧或背侧
	伸	趾长伸肌、趾短伸肌	L4~5，S1 L5，S1 L5，S1	3级 能做全范围屈或伸趾动作
趾间	屈	屈跖长、短肌	L5，S1	2、1级 能做部分范围屈或伸趾活动或触及肌腱活动

躯干主要肌肉的检查手法见表2-11。

表2-11 躯干运动主要肌肉检查手法

运动	主动肌	神经支配	评定
颈屈	斜角肌 颈长肌 头长肌 胸锁乳突肌	C3~8 C2~6 C1~3 C2~3	5级 仰卧做抬头动作，能抗较大阻力 4级 体位同上，能抗中等阻力 3级 体位同上，能抬头，不能抗阻力 2级 侧卧托住头部可屈颈 1级 体位同上，可扪到肌肉活动
颈伸	斜方肌 颈半棘肌	C2~4 C8~T4	5级 俯卧做抬头动作，能抗较大阻力 4级 体位同上，能抗中等阻力 3级 体位同上，能抬头，不能抗阻力 2级 侧卧托住头部可仰头 1级 同上，可触及肌肉活动
躯干屈	腹直肌	T5~12	5级 仰卧，髋及膝屈，双手抱头后能坐起 4级 体位同上，双手前平举能坐起 3级 体位同上，能抬起头及肩胛部 2级 体位同上，能抬起头部 1级 体位同上，能触及上腹部肌肉活动
躯干伸	半棘肌 腰方肌	C2~L5， T12~L3	5级 俯卧，胸以上在桌缘外，固定下肢抬起上身时能抗较大阻力 4级 体位同上，能抗中等阻力 3级 体位同上，能抬起上身不能抗阻 2级 俯卧位能做头后仰动作 1级 体位同上，能触及背肌收缩

(续表)

运动	主动肌	神经支配	评定
躯干旋转	腹内斜肌 腹外斜肌	T7~12， T7~L1 T5~11	5 级 仰卧，下肢屈曲固定，抱头能坐起并向一侧转体 4 级 体位同上，双手前平举坐起及转体 3 级 仰卧能旋转上体使一侧肩离床 2 级 坐位能大幅度转体 1 级 体位同上，能触及腹外斜肌肉收缩
骨盆侧向倾斜	腰方肌	T12~L3	5 级 仰卧，向头侧提拉一侧腿能抗较大阻力 4 级 体位同上，能抗中等阻力 3 级 体位同上，能抗较小阻力 2 级 体位同上，能拉动一侧腿不能抗阻 1 级 腰部触及腰方肌收缩

二、应用仪器测定肌力

低于 3 级的肌力一般很难用仪器检测，主要依靠手法肌力测试。当肌力超过 3 级时，为了进一步做较准确的定量评定，可用专门的器械进行测试。常用的方法有握力测试、捏力测试、背拉力测试、四肢肌群力测试等。

（一）握力测试

用握力计测试时，上肢在体侧下垂，握力计表面向外，将把手握至适当宽度，测 2~3 次，取最大值（图 2-24）。

握力指数 = 握力（kg）/ 体重（kg）× 100

握力指数正常值：大于 50

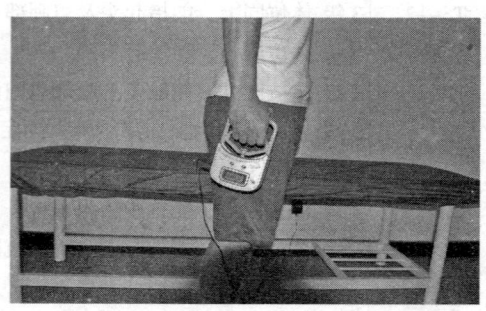

图 2-24　握力测试

（二）捏力测试

用握力计或捏力计测试，拇指与其他手指相对捏压握力计或捏力计，该测试反映拇指对掌肌肌力及屈曲肌肌力，正常值约为握力的 30%。

（三）背拉力测试

测试时两膝伸直，将把手调至膝部高度，两手抓住把手，然后伸腰用力上拉把手。进行背拉力测试时，腰椎应力大幅度增加，易引起腰痛发作，故不适用于腰痛患者（图 2-25）。

拉力指数 = 拉力（kg）/ 体重（kg）× 100

拉力指数正常值男性为 105~200，女性为 100~150

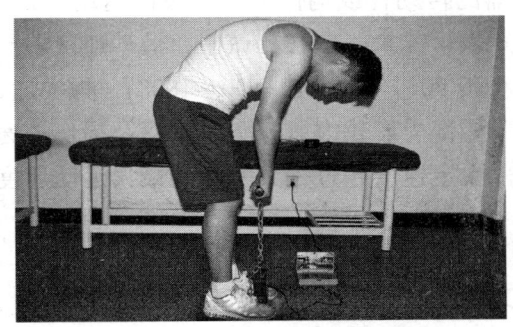

图 2-25 背拉力测试

（四）四肢各组肌群的肌力测试

在标准姿势下通过钢丝绳与滑车装置牵拉固定的测力计，可测试四肢各组肌群的肌力。

（五）等速肌力测试

等速肌力测试是一项肌肉功能评价技术，其发展始于 20 世纪 60 年代后期，70 年代初美国 Cybex 公司制造出第一台等速仪器，此后世界上许多国家开始了等速技术的应用和研究。现在等速技术较广泛地在康复领域中应用，对各种神经系统和运动系统伤病后肌力的评价和训练起到重要作用。

（六）等速肌力测试的原理

等速肌力测试仪是为等速运动（isokinetic exercises）训练和测定设计的。等速运动是指运动过程中肌纤维收缩导致肌肉张力增加但运动速度（角速度）恒定的运动方式。等速仪器内部特有的机构使运动的角速度保持恒定。运动时受试者用力越大，仪器提供的阻力也越大，反之亦然，这样使运动时的角速度保持不变。

（七）等速肌力测试的方法

通常利用等速测试仪进行不同速度的肌肉等速向心性收缩测试，也可进行离心性收缩或等长收缩测试。测定时先规定运动的角速度，然后将肢体或其他被测部分固定在仪器的传动杆或构件上，当肢体运动时带动传动杆绕轴运动，力的大小即可用力矩表示出来。向心测试中，运动速度不同时肌肉力矩输出不同，临床上一般以小于 90°／s 为慢速，90°~180°／s 为中速，大于 180°／s 为快速。速度过慢，关节局部受压较大，易引起疼痛及损伤；速度过快，则测试结果的可重复性下降。设定速度超过关节实际的最大运动速度时，无可显示的力矩产生。

（八）等速肌力测试的结果分析

（1）肌力（力矩）：根据部位不同设定角速度为 30°／s 或 60°／s，患者稳健有力地做伸、屈运动 5~6 次，将 5 次峰值的平均值定为肌力。

（2）峰力矩（peak torque，PT）：肌肉收缩产生的最大力矩输出，即力矩曲线上最高点处的力矩值称为峰力矩，代表了肌肉收缩产生的最大肌力，单位为 N／m（牛顿／米）。每千克体重的峰力矩（×100%）称为峰力矩体重比（peak／BW），此值可供横向比较，具有高度特异性及敏感性，是最有价值的肌肉功能指数之一，对下肢负重肌肉的评定更有意义。

（3）耐力比（endurance ratio，ER）：反映肌肉重复收缩时的耐疲劳能力。一般做一组 20~25 次最大重复运动后，最后 5 次肌肉做功量与最前 5 次肌肉做功量之比成为耐力比。耐力比的单位常用百分比表示。

（4）力矩加速能量（torque acceleration energy，TAE）：也称爆发力（explo-siveness power），肌肉在收缩最初 1／8 秒的做功量成为力矩加速能量，即力矩曲线头 1/8 秒所包围的面积。单位为 J（焦耳）。TAE 反映了肌肉最初收缩产生力矩的速率和做功能力，是最具有特异性及敏感性的肌肉功能指标之一。

（5）主动肌与拮抗肌峰力矩比（peak torque ratio）：等速肌力测试中，主动肌与拮抗肌两组肌群峰力矩的比值称为主动肌与拮抗肌峰力矩比。这个比值可在不同运动速度下计算，但以慢速运动较为准确。它反映了关节活动中拮抗肌群之间的肌力平衡情况，对判断关节稳定性有一定意义。

（6）总做功量（total work，TW）：指一次或一定次数运动所做的功，以及力矩曲线下面的面积之和。单位为 J。

（7）平均功率（average power，AP）：是指单位时间内肌肉的做功量，反映了肌肉做功的效率，单位为 W（瓦）。等速测试中平均功率与测试速度有关，即在一定范围内测试速度越快，平均功率越大。说明测试速度越快，肌肉做功的效率越高。

（8）平均关节活动范围（average range of motion，AROM）：在等速肌力测试报告中常记录关节活动范围，目的是判断关节活动是否存在障碍，同时也可帮助判断两侧肌群做功量差异的原因。

（九）等速肌力测试的优缺点及禁忌证

（1）优点：不仅能提供肌力、肌肉做功量和功率输出、肌肉爆发力和耐力等多种数据；而且可同时完成一组拮抗肌的测试，还可以分别测定向心收缩、离心收缩及等长收缩等数据；测试参数全面、精确、客观。等速肌力测试已被认为是肌肉功能评价及肌肉力学特性研究的最佳方法。

（2）缺点：测试仪器价格昂贵，操作较为复杂，不同型号的仪器测试的结果有显著差异，无可比性。

（3）禁忌证：如受试者存在关节不稳、骨折愈合不良、被测关节周围有严重骨质疏松、急性关节或软组织肿胀、严重疼痛、活动范围极度受限、急性扭伤、骨或关节的肿瘤、手术后即刻等情况时，禁止进行等速测试。若受试者存在急性肌肉关节损伤、风湿性关节炎急性发作、渗出性滑膜炎、明显疼痛等情况时，应推迟测试时间，待病情好转后再测试。

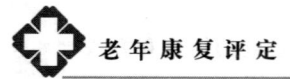

第三节　肌张力的评定

肌张力（muscle tone）是指人体在安静休息时，肌肉保持一定紧张状态的能力。必要的肌张力是维持肢体位置、支撑体重所必需的，也是保证肢体运动控制能力、空间位置及进行各种复杂运动所必需的条件。临床上所谓的肌张力，是指医务人员对被检查者的肢体进行被动运动时所感觉到的阻力。

一、肌张力的分类和影响因素

（一）肌张力的分类

（1）正常肌张力分类：肌张力是维持身体各种姿势和正常活动的基础，根据身体所处的不同状态，肌张力可分为静止性肌张力、姿势性肌张力和运动性肌张力。

静止性肌张力：肢体在静息状态下通过观察肌肉外观，触摸肌肉的硬度，感觉被动牵伸运动时肢体活动受限的程度及阻力来判断。

姿势性肌张力：患者在变换各种姿势过程中，通过观察肌肉的阻力和肌肉的调整状态来判断。

运动性肌张力：患者完成某一动作的过程中，通过检查相应关节的被动运动阻力来判断。

（2）异常肌张力分类：在正常肌张力状态下，被动运动肢体时可感到轻微的抵抗；当肢体运动时，无过多的沉重感；肢体下落时，可因此而使肢体保持原有的姿势。根据患者肌张力与正常肌张力水平的比较，可将肌张力异常分为三种情况。

肌张力减低（迟缓）：肌张力低于正常静息水平。

肌张力增高（痉挛）：肌张力高于正常静息水平。

肌张力障碍：肌张力损害或障碍，如齿轮样强直和铅管样强直。

（二）影响肌张力的因素

（1）体位因素：不良的姿势和肢体的位置档可使肌张力增高。

（2）神经因素：紧张和焦虑的情绪以及不良的心理状态都可以使肌张力增高。

（3）局部压力改变的因素：局部肢体受压可使肌张力增高。

（4）神经状态因素：中枢抑制系统和中枢易化系统的失衡，可使肌张力发生变化。

（5）疾病的因素：如骨折、脱位、异化骨化等外伤或疾病可使肌张力增高。

（6）主观因素：患者对运动的主观控制作用，可使肌张力发生变化。

二、常见的肌张力异常

（一）痉挛

定义：痉挛是肌张力增高的一种形式，因牵张反射高兴奋性所致、以速度依赖的紧张性牵张反射增强、伴腱反射异常为特征的运动障碍。所谓痉挛的速度依赖是指伴随肌肉牵伸速度的增加，痉挛肌的阻力（痉挛的程度）也增加。

原因：上运动神经元损伤所致，如脊髓损伤、脱髓鞘疾病、脑卒中、脑外伤、脑瘫等。

特征：牵张反射异常，紧张性牵张反射的速度依赖性增加，腱反射异常，具有选择性，并由此导致肌群间的失衡而进一步引发协同运动功能障碍。临床上可表现为肌张力增高、腱反射活跃或亢进、阵挛、被动运动阻力增加、运动协调性降低。

痉挛的特殊表现如下。

（1）巴彬斯基反射（babinski）：为痉挛性张力过强的特征性伴随表现，巴彬斯基反射呈阳性时足大趾背屈。

（2）折刀样反射（clasp-knife reflex）：当被动牵伸痉挛肌时，初始产生的较高阻力随之被突然的抑制发动而中断，造成痉挛肢体的阻力突然下降，产生类似折刀样的现象。

（3）阵挛（clonus）：在持续牵伸痉挛肌时可发生阵挛，其特点为以固定的频率发生的拮抗肌周期性痉挛亢进。常发生于踝部，也可发生于身体的其他部位。

（4）去大脑强直（decerebrate rigidity）和去皮层强直（decorticate rigidity）：去大脑强直表现为骨骼肌持续收缩，躯体和四肢处于完全伸直的姿势；去皮层强直表现为主动肌与拮抗肌不协调，躯体和下肢处于伸展姿势，上肢处于屈曲姿

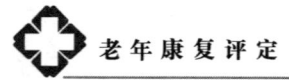

势。两者均由于牵张反射弧的改变所致。

（二）强直

定义：强直是主动肌和拮抗肌张力同时增加，关节各个方向的被动活动阻力均增加的现象。

原因：强直常为椎体外系的损害所致，帕金森病是僵硬最常见的病因。

表现：

（1）齿轮样强硬是一种对被动运动的反应，特征为运动时因交替地释放和阻力增加而产生均匀的顿挫感。

（2）铅管样强硬是一种持续的强硬。

特征：

（1）关节任何方向的被动运动，其活动范围阻力都增加。

（2）相对持续，且不依赖牵张刺激的速度。

（3）齿轮样强硬的特征是在强硬的基础上存在震颤，从而导致在关节整个活动范围中收缩、放松交替出现。

（4）铅管样强硬的特征是在关节活动范围内存在持续的强硬，无收缩、放松交替现象出现。

（5）强硬和痉挛可在某一肌群同时存在。

（三）肌张力障碍

定义：肌张力障碍是主动肌与拮抗肌收缩不协调或过度收缩引起的以肌张力异常的动作和姿势为特征的运动障碍综合征，具有不自主性和待续性的特点。

原因：

（1）中枢神经系统病变，如脑血管疾病。

（2）遗传因素，如原发性、特发性肌张力障碍。

（3）其他神经退行性疾患，如肝豆状核变性。

（4）代谢性疾患，如氨基酸或脂质代谢障碍。

特征：

（1）肌肉收缩可快或慢，且表现为重复、扭曲。

（2）肌张力以不可预料的形式由低到高变动，其中张力障碍性姿态为持续扭曲畸形，可持续数分钟或更久。

（四）肌张力弛缓

定义：肌张力表现为降低或缺乏、被动运动时的阻力降低或消失、牵张反射减弱、肢体处于关节频繁地过度伸展而易于移位等现象，称为肌张力弛缓。肌张力弛缓时，运动的整体功能受损，且伴有肢体肌力减弱、麻痹或瘫痪。

原因：

（1）小脑或锥体束的上运动神经元损害，可为暂时性状态，如脊髓损伤的脊髓休克阶段或颅脑外伤、脑卒中早期，其发生由中枢神经系统损伤的部位所决定。

（2）外周神经系统的下运动神经元损害，此时除了低张力表现外，还可伴有肌力弱、瘫痪、低反射性和肌肉萎缩等表现。

（3）原发性肌病，如重症肌无力。

特征：

因对感觉刺激和神经系统传出指令的低应答性所导致的肌张力降低，临床上肌肉可表现为柔软、弛缓和松弛，加之邻近关节周围肌肉共同收缩能力的减弱，导致被动关节活动范围扩大，腱反射消失或缺乏。

三、肌张力的检查方法

（一）肌张力降低

（1）检查者拉患者肌群时几乎感受不到阻力。

（2）患者不能自己抬起肢体，或当肢体运动时可感到肌肉柔软、有沉重感。

（3）当肢体下落时，肢体即向重力方向下落，无法保持原有的姿势。

（4）肌张力显著降低时，肌肉不能保持正常的外形与弹性，表现松弛软弱。

（二）肌张力增高

（1）肌腹丰满、硬度增高。

（2）患者在肢体放松的状况下，检查者以不同的速度对患者的关节做被动运动时，感觉有明显阻力，甚至无法进行被动运动。

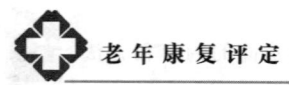

（3）检查者松开手时，肢体被拉向肌张力增高一侧。

（4）长时间的肌张力增高可能会引起局部肌肉、肌腱的挛缩，影响肢体的运动。

（5）痉挛肢体的腱反射常表现为亢进。

四、肌张力的临床分级

（一）肌张力减低

肌张力减低可将其严重程度分为轻度、中到重度两级评定，可参考被动运动评定的相关内容。

（1）轻度：肌张力降低；肌力下降；将肢体置于可下垂的位置上并放开时，肢体只能保持短暂的抗重力，旋即落下，但仍存在一些功能活动。

（2）中到重度：肌张力显著降低或消失；徒手肌力评定肌力0级或1级；将肢体置于可下垂位置上并放开时立即落下，不能进行任何功能活动。

（二）肌痉挛

手法检查时依据关节被动运动所感受的阻力来进行分级评定。常用的分级法有神经科分级和Ashworsh分级，其他方法还有按自发性肌痉挛发作频度分级的Penn分级法和按踝阵挛持续时间分级的Clonus（阵挛）分级法。

（三）神经科分级

神经科可分为以下5个等级。0级：肌张力降低；1级：肌张力正常；2级：肌张力稍高，肢体活动未受限；3级：肌张力增高，活动受限；4级：肌肉僵硬，被动活动困难或不能活动。

五、反射检查

临床中应特别注意检查患者是否存在腱反射亢进等现象。方法是直接用指尖或标准的反射叩诊锤轻叩检查腱反射导致的肌肉收缩情况，可予以0~4级评分。其中0级为无反应；1[+]级为反射减退；2[+]级为正常反射；3[+]级为痉挛性张力过强、4+级为阵发性痉挛。常用的反射检查如下。

（一） 肱二头肌反射

（1）操作方法：患者前臂屈为90°，检查者以左拇指置于患者肘部肱二头肌肌腱上，然后右手持叩诊锤叩左拇指指甲（图2-26）。

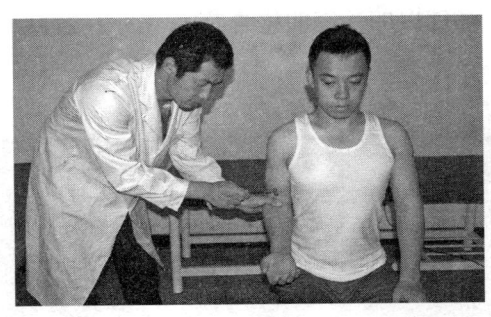

图 2-26 肱二头肌反射

（2）正常反应：可使肱二头肌收缩，引出屈肘动作。
（3）结果解释：反射中枢为颈髓5~6节。
（4）注意事项：患者要配合，肢体应放松，检查者叩击力量要均匀。

（二） 肱三头肌反射

（1）操作方法：患者外展上臂，半屈肘关节，检查者用左手托住其上臂，右手用叩诊锤直接叩击鹰嘴上方肱三头肌肌腱（图2-27）。

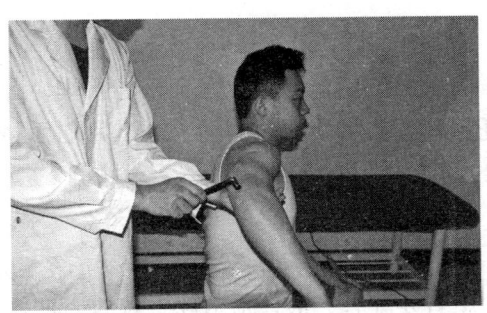

图 2-27 肱三头肌反射

（2）正常反应：可引起肱三头肌收缩，引起前臂伸展。

（3）结果解释：反射中枢为颈髓 7~8 节。

（4）注意事项：患者要配合，肢体应放松，检查者叩击力量要均匀。

（三）桡骨膜反射

（1）操作方法：患者前臂置于半屈半旋前位，检查者以左手托住其腕部，并使腕关节自然下垂，随即以叩诊锤叩桡骨茎突（图 2-28）。

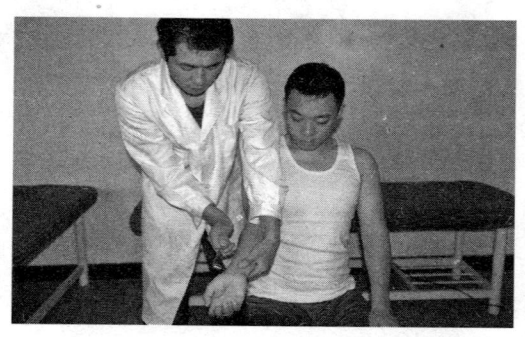

图 2-28　桡骨膜反射

（2）正常反应：可引起肱桡肌收缩，发生屈肘和前臂旋前动作。

（3）结果解释：反射中枢为颈髓 5~6 节。

（4）注意事项：患者要配合，肢体应放松，检查者叩击力量要均匀。

（四）膝反射

（1）操作方法：患者坐位检查时小腿完全松弛下垂，卧位检查时患者应仰卧位。检查者以左手托起其膝关节使之屈曲约 120°，用右手持叩诊锤叩击膝部髌骨下方的髌腱（图 2-29）。

（2）正常反应：可引起小腿伸展。

（3）结果解释：反射中枢为腰髓 2~3 节。

（4）注意事项：患者要配合，肢体应放松，检查者叩击力量要均匀。

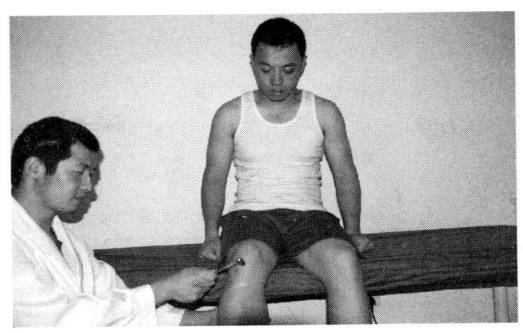

图 2-29　膝反射

（五）踝反射（跟腱反射）

（1）操作方法：患者仰卧位，髋及膝关节稍屈曲，下肢取外旋外展位。检查者左手将患者足部背屈成直角，以叩诊锤叩击跟腱（图 2-30）。

（2）正常反应：腓肠肌收缩，足向跖面屈曲。

（3）结果解释：反射中枢为骶髓 1~2 节。

（4）注意事项：患者要配合，肢体应放松，检查者叩击力量要均匀。

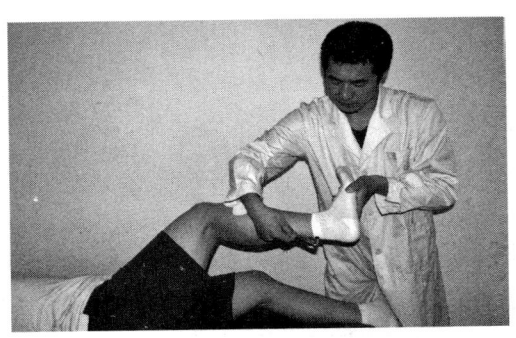

图 2-30　踝反射（跟腱反射）

六、被动运动评定

被动运动检查可发现肌肉对牵张刺激的反应，以发现是否存在肌张力过强、肌张力过强是否为速度依赖、是否伴有阵挛，并与挛缩进行比较和鉴别。

（一）评分标准

可按神经科分级方法（表 2-12），也可采用其他的等级评分法。

表 2-12　神经科分级法

分级	表现
0 级	肌张力降低
1 级	肌张力正常
2 级	肌张力稍高，但肢体活动未受限
3 级	肌张力高，肢体活动受限
4 级	肌肉僵硬，肢体被动活动困难或不能

其他等级评分法

0 级：无反应（肌张力弛缓）；1 级：反应减退（肌张力低）；2 级：正常反应（肌张力正常）；3 级：逾常反应（轻或中度肌张力高）；4 级：持续反应（严重肌张力高）。

（二）注意事项

（1）由于被动运动检查患者常处于缺乏自控的条件下，因此应要求其尽量放松，由评定者支持和移动肢体。

（2）所有的运动均应予以评定，且特别要注意在初始视诊时被确定为有问题的部位。

（3）在评定过程中评定者应保持固定形式和持续的徒手接触，并以恒定的速度移动患者肢体。肌张力正常时，肢体极易被动移动，评定者可很好地改变运动方向和速度，而不会感到有异常阻力，肢体的反应和感觉较轻。肌张力高时，评定者总的感觉为僵硬，运动时有抵抗。肌张力弛缓时，评定者可感到肢体沉重感，且无反应。

（4）有时老年人可能难以放松，由此可被误诊为痉挛。此时可借助改变运动速度的方法加以判断，快速的运动往往可加剧痉挛的反应并使阻力增加，快速的牵张刺激可用于评定痉挛。欲以挛缩鉴别，可加用拮抗肌肌电图检查。

（5）在评定过程中，评定者应熟悉正常反应的范围，以便建立评估异常反应的恰当参考。

（6）在局部或单侧功能障碍（如偏瘫）时，注意不宜将非受累侧作为"正常"肢体进行比较，或将脑损害同侧肢体作为"正常"肢体进行比较推测异常，这都是不正确的。

七、主动运动评定

通过主动运动评定可进一步鉴别肌张力异常的情况。例如，伴随拮抗肌收缩的缓慢运动可能预示拮抗肌痉挛或协同收缩；不伴随拮抗肌收缩的缓慢运动可能预示原动肌力弱。自主肌力的评定方法可采用常用的徒手肌力评定方法。

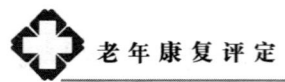

第三章　感觉功能评定

第一节　感觉神经定位

感觉是人脑对作用于感受器的各种形式的刺激所产生的直接反应。感觉包括一般感觉——浅感觉、深感觉、复合感觉，也包括特殊感觉——视觉、听觉、味觉和嗅觉。本章所讨论的是对一般感觉的评定，此外也包括对疼痛的评定。

浅感觉　是指皮肤、黏膜所感受的触觉、痛觉和温度觉。

深感觉　亦称本体感觉，是指来自肌肉、肌腱、骨膜和关节的位置觉、运动觉、振动觉。

复合感觉　亦称皮质感觉，是指在深浅感觉的基础上，大脑皮质感觉中枢经过分析、比较、整合所形成的实体觉、图形觉、两点辨别觉、皮肤定位觉和重量觉等。

一、感觉传导通路

感觉传导通路是机体接受刺激后产生感觉的路径，一般由三级神经元组成，组成感觉传导通路的任一环节的病变均可导致感觉异常。了解感觉传导通路有助于对疾病作出定位诊断，判断组织损伤的范围。比较重要的感觉传导通路如下述。

（一）躯干、四肢的痛觉、温度觉、粗触觉传导通路

痛觉、温度觉、粗触觉传导通路基本相同。皮肤、黏膜的神经末梢感受器接受刺激，冲动经Ⅰ级神经元的周围支进入脊神经节（Ⅰ级神经元），中枢支经后根进入脊髓的背外侧束，上行1~2个髓节，进入脊髓后角细胞（Ⅱ级神经元）。脊髓后角的传出纤维在同节段内经白质前联合交叉到对侧的脊髓侧索和前索，组成脊髓丘脑束。脊髓丘脑束上行至背侧丘脑的腹后外侧核（Ⅲ级神经元），由此

再发出纤维经内囊后肢投射至大脑皮层中央后回上 2/3 和中央旁小叶的后部。

（二）躯干、四肢的意识性本体感觉、精细触觉传导通路

本体感觉传导通路除传导本体感觉外，还传导皮肤的精细或辨别性触觉（如辨别两点间距离、物体的纹理粗细等）。

肌肉、肌腱、关节等处的神经末梢感受器接受刺激，其冲动经Ⅰ级神经元的周围支进入脊神经节（Ⅰ级神经元），中枢支经脊神经后根入脊髓后索。来自第四胸脊髓节以下的纤维组成薄束，来自第四胸脊髓节以上的纤维组成楔束，两束分别上行，进入延髓的薄束核、楔束核（Ⅱ级神经元），其发出的纤维在中线上交叉至对侧，继续上行形成内侧丘系，进入背侧丘脑的腹后外侧核（Ⅲ级神经元），由此再发出纤维经内囊后肢投射至大脑皮层中央后回上 2/3 和中央旁小叶的后部，部分纤维投射至中央前回。

上述两个传导通路的第二级神经元发出的纤维均相互交叉，因此形成了感觉中枢与外周交叉性的支配关系。

二、体表感觉的节段性分布

脊神经在皮肤上的分布具有节段性，因此感觉分布也具有节段性。每个脊神经后根支配一定的皮肤区域，该区域称之为皮节。胸神经在躯干上的节段性分布最为明显。这种节段性分布并非是截然划分的，相邻皮节之间的神经支配会有重叠。因此，单一神经受损感觉障碍多不明显，只有两个以上后根损伤才会出现分布区的感觉障碍（表 3-1）。

表 3-1 皮肤感觉的节段性支配关系

脊髓节段	皮肤区域	脊髓节段	皮肤区域
C2	枕部	T10	平脐水平
C3	颈部	T12~L1	腹股沟部
C4	肩胛部	L1~L5	下肢前面
C5~C7	手、前臂、上肢的桡侧面	S1~S3	下肢后面
C8~T2	手、前臂、上肢的尺侧面	L4	内踝
T5	乳腺	S1	外踝
T7	肋弓下缘	S4~S5	臀内侧面、会阴部、肛门、生殖器

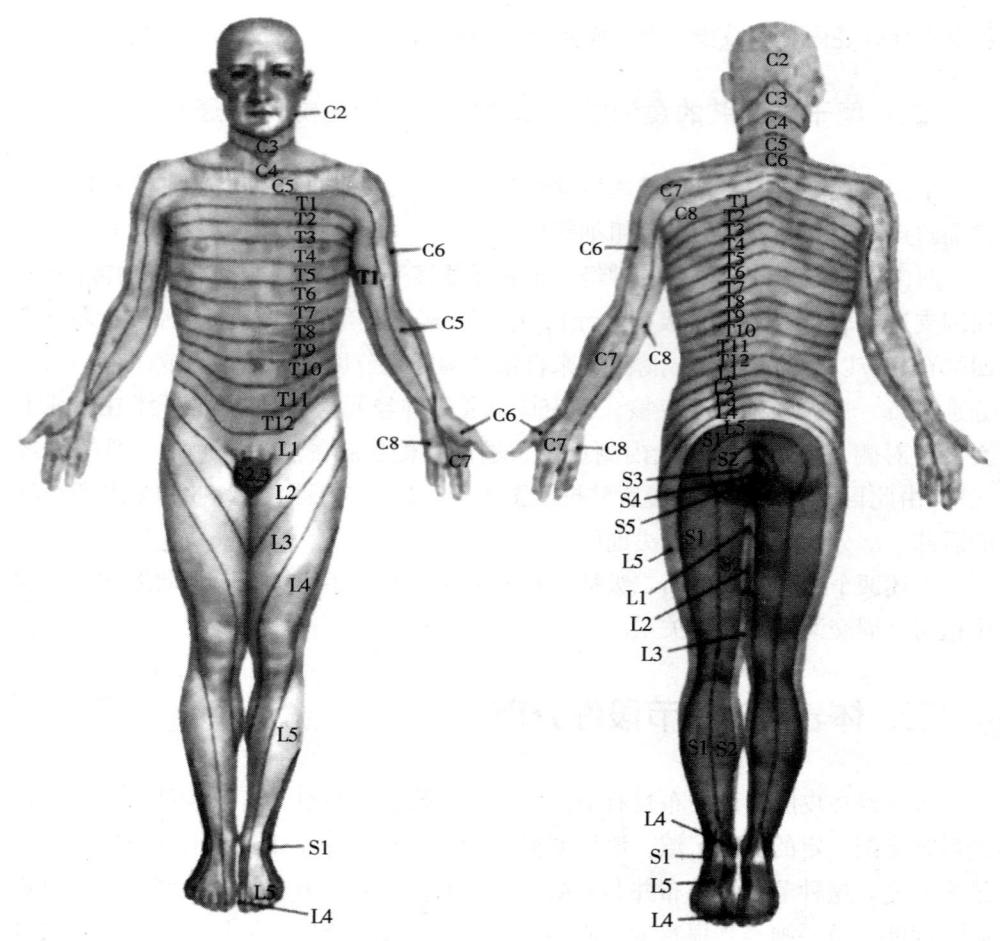

图 3-1 体表神经的节段性分布
（摘自《人体解剖学》第 4 版，科学出版社）

第二节 感觉障碍概述

一、感觉障碍类型

1. 感觉减退（感觉迟钝）：清醒状态下对刺激的感受性降低，同等刺激引起的感觉弱于正常参照部位。

2. 感觉缺失：清醒状态下某种刺激不能引起感觉。同一部位各种感觉均缺失称为完全性感觉缺失。同一部位仅某种感觉缺失而其他感觉保存，称为分离性感觉障碍。

3. 感觉过敏：轻微的刺激引起强烈的感觉，大多是由于检查时的刺激和病理性刺激总和所致。

4. 感觉过度：对微弱刺激的辨析能力丧失，感觉刺激阈升高，各种刺激需达到一定程度才能感觉到，产生强烈的定位不明确的疼痛不适感，刺激消除后疼痛仍会持续较短时间。常见于丘脑和周围神经损害。

5. 感觉倒错：对某种刺激产生错误的感觉，如非疼痛性刺激产生疼痛感觉，冷的刺激产生热的感觉。

6. 感觉异常：无外界刺激而自发的感觉。如麻木感、沉重感、蚁走感、束带感、烧灼感等。多为主观感觉症状，客观检查无感觉障碍。

7. 疼痛：是一种与组织损伤或潜在的损伤相关的不愉快的主观感觉和情感体验。它包括伤害性刺激作用于机体所引起的痛感觉，以及机体对伤害性刺激的痛反应（生理、行为和情绪反应）两个成分。

二、感觉障碍定位

1. 周围神经损害：患者为片状分布的神经支配区域内各种感觉的缺失，或感觉减退、感觉过度、感觉异常、自发性疼痛。多发性周围神经病变：感觉障碍呈四肢远端对称性手套样、袜套样分布。

2. 后根损害：患者感觉障碍呈节段型分布（躯干呈半环状，四肢呈条状）。各种感觉均可有障碍。

3. 脊髓横贯性损害：患者损伤平面以下各种感觉缺失。不完全性损害则出现分离性感觉障碍（同一部位某种感觉缺失而其他感觉存在称为感觉分离）。

4. 脊髓半切综合征：患者为传导束型分布的分离性感觉障碍，同侧深感觉障碍，对侧浅感觉障碍。

5. 脊髓灰质前连合损害：患者为两侧节段性分布的痛、温觉障碍，触觉保存，痛触觉分离。

6. 脊髓后角损害：患者为一侧痛、温觉障碍，触觉保存，痛触觉分离。

7. 后索损害：同侧深感觉障碍。

8. 脊髓白质损害：病变水平以下感觉障碍呈传导束型分布。一侧脊髓丘脑束损害，对侧痛、温觉障碍，触觉保存，痛触觉分离。

9. 延髓和脑桥下部损害：患者出现交叉性、分离性感觉障碍，传导束型分布。延髓旁正中部病变损伤内侧丘系，发生对侧肢体的深感觉障碍和感觉性共济失调，而无痛觉、温度觉障碍。延髓外侧部病变，损害脊髓丘脑束和三叉神经脊束核，出现病变部位对侧肢体的痛觉、温度觉障碍和病变部位同侧的面部感觉障碍。

10. 脑桥中部以上损害：表现为对侧偏身和面部的感觉障碍。一般有病变同侧颅神经运动障碍，可与其他部位病变导致的偏身感觉障碍相鉴别。

11. 丘脑型感觉障碍：患者偏身感觉障碍，对侧偏身疼痛（丘脑痛），感觉过敏或倒错。

12. 内囊型感觉障碍：患者对侧偏身感觉障碍，特点为肢体重于躯干、肢体远端重于近端、深感觉受累重于痛、温觉。常合并偏瘫和偏盲。

13. 皮质型感觉障碍：为复合感觉障碍，借触摸不能分辨物体的大小、形状、质地。对侧偏身感觉障碍，往往只累及对侧身体的某一部分，称为单肢感觉障碍，以肢体远端手或足障碍明显。

第三节　感觉评定

一、感觉检查方法

（一）浅感觉检查

1. 痛觉：用大头针针尖均匀地轻刺皮肤，询问有无疼痛及疼痛程度。为避免患者将痛觉与触觉混淆，可用大头针的针尖和针帽交替检查，判断患者回答是否正确。

2. 触觉：用棉签或棉絮轻触皮肤，询问患者有无感觉及程度。可嘱患者每次感觉到时，即回答"有"或说出触到的次数。

3. 温度觉：分别用盛有冷水（5~10℃）和热水（40~50℃）的玻璃试管接触皮肤，询问患者有无"冷"或"热"的感觉。应选用较小直径试管，接触皮肤时间为2~3秒。

（二）深感觉检查

1. 运动觉：嘱患者闭目，检查者轻轻握住患者的手指或足趾的两侧，向上或向下移动 5℃左右，让患者辨别移动的方向，如果患者判断移动方向有困难，可加大运动幅度或测试腕、肘、踝、膝等较大关节。

2. 位置觉：患者闭目，检查者将其肢体移动至某位置上，让患者说出肢体所处的位置，或对侧肢体模仿出相同的位置。

3. 振动觉：将振动的音叉（128Hz）置于某些骨突起处，如尺骨茎突、鹰嘴、内外踝、髌骨、髂嵴、棘突、锁骨等，询问患者有无振动感觉，上、下或两侧感受程度和持续时间是否相同。

（三）复合感觉检查

1. 皮肤定位觉：患者闭目，检查者用棉签、手指等轻触患者皮肤某处，让患者用手指指出被触部位。正常误差在 10cm 以内。

2. 两点辨别觉：患者闭目，检查者用钝脚分规的两脚、叩诊锤的两尖端、或两针尖同时轻触皮肤，如患者能够感受到两点，则缩小两接触点间距离，直到两接触点被感受为一点为止。测定区别两点的最小距离。正常身体各处的辨别间距不同：指尖为 2~4mm，指背为 4~6mm，手掌为 8~12mm，手背为 2~3mm，背部为 4~7cm。个体间差异较大，注意两侧对照。

3. 实体觉：患者闭目，检查者将患者熟悉的物体如硬币、笔、钥匙或手表等放在其手中让其触摸，并说出物体名称。先测功能较差一侧，再测另一侧。

4. 图形觉：患者闭目，检查者用手指或竹签在患者皮肤上划几何图形（如三角形、圆形或正方形）或写简单的字（如一、十、土等），请患者说出所画图形或所写的字。两侧对照。

二、感觉评定的适应证

1. 中枢神经系统疾病：如脑血管疾病、脱髓鞘疾病、脊髓损伤、压迫性脊髓病等。

2. 周围神经病变：如臂丛神经麻痹、多发性神经病、糖尿病性周围神经病变等。

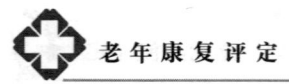

3. 外伤、手术等所致的感觉障碍。

三、感觉评定注意事项

1. 感觉检查的主观性强，容易受患者理解力、注意力、情绪的影响。检查前首先应确定患者意识是否清晰，能否正确应答。向患者说明检查目的和方法，取得患者合作。检查过程中应使患者注意力集中，闭目。

2. 受检部位皮肤应充分暴露。

3. 不同部位给予的刺激强度和刺激作用时间应均匀。

4. 检查者避免暗示性问话。

5. 注意左右对照、上下对照、远近端对照检查。痛觉检查应从感觉障碍区域向正常区域移行，感觉过敏应从正常区域向过敏区域移行。

6. 将检查结果记录在评定表中，或在节段性感觉支配的皮肤分布图中标示。有障碍时，要记录障碍的类型、部位或范围。

四、疼痛的评定

疼痛产生的原因分为中枢性、外周性、心因性等。它是一种复杂的生理、心理活动，既包括痛感觉，也包括痛反应。对疼痛进行评定，常需要了解疼痛发生的部位、范围、性质、程度，也需要了解机体的反应、情绪变化，以及疼痛发生的时间，诱发、加重、缓解等因素，找出疼痛发生的真正原因，了解患者的真实感受，有助于对诊断的分级，选择合适的治疗方法，评价治疗效果。

目前，疼痛的评定方法较多，总体上可以分为词语和／或数字的自我评定量表、行为观察量表、生理学方法等几类[*]。不同的评定方法从一个或多个方面对疼痛进行评价。常用的词语和／或数字的自我评定量表有数字评分法（NRS）、语言评分法（VRS）、视觉模拟评分法（VAS）等关于疼痛强度的评价量表，以及McGill 问卷（MPQ）等。这些评定方法要求受检者具有较好的语言理解能力，认知功能受损较轻，具备一定的表达能力。

---

* 赵英. 疼痛的测量和评估方法. 中国临床康复 2002 年 8 月第 6 卷第 16 期（Chinese Journal of Clinical Rehabilitation，August 2002，Vol.6，No.16）

行为观察量表适用于语言表达能力差的老年人（成年人）和／或意识不清、不能进行有目的交流的患者。包括阿尔茨海默患者。除了语言表达能力的下降或丧失以及认知功能的下降外，老年人害怕成为负担而不愿意诉说，对疼痛不适当的忍受、抑郁等因素也会影响交流，给准确评估疼痛带来困难。在这些情况下，行为测量可以提供关于疼痛的重要信息。疼痛时患者会有一些行为举止改变，如皱眉、面部扭曲、痛苦表情、呻吟、呼吸音粗、寻求帮助、坐立不安、活动受限、暴躁、拒绝进食、拒绝照顾、休息或睡眠增加，以及哭泣、精神状态的改变等。通过观察这些行为，可以对有交流障碍的老年人和阿尔茨海默患者进行疼痛评定。行为观察量表有非言语疼痛指征表（Checklist of Nonverbal Pain Indicators，CNPI）、Abbey 疼痛量表（Abbey Pain Scale，Abbey）、阿尔茨海默患者不适评估量表（Assessment of Discomfort in Dementia，ADD）、交流障碍患者疼痛评估工具表（Noncommunicative Patient's Pain Assessment Instrument，NOPPAIN）、交流受限老年人疼痛评估表（Pain Assessment Checklist for Seniors with Limited Ability to Communicate，PACSLAC）、阿尔茨海默患者不适评估量表（Discomfort in Dementia of the Alzheimer's Type，DS–DAT）、晚期老年阿尔茨海默症疼痛评估量表（ Pain Assessment in Advanced Dementia，PAINAD）等。随着患者认知功能损害程度加重，可以使用的评估工具也相应减少。

　　下面介绍常用的疼痛评定方法。

（一）数字评分法（Numeric Rating Scale，NRS）

　　数字疼痛评分法是用数字衡量疼痛的强度。以"0"代表"无痛"，以"10"代表"最痛"，患者在 0、1、2、3、4、5、6、7、8、9、10 这 11 个数字中选择一个数字来表示他所感受到的疼痛程度。该方法既是最简单，也是临床上最常使用用的疼痛评定方法，效度较高。

（二）视觉模拟评分法（Visual Analogue Scale，VAS）

　　视觉模拟量表是用来测定疼痛强度的一种方法。将一条 10cm 长的直线划分为 10 等份，线的一端标记为"0"，表示"无痛"，另一端标记为"10"或"100"，表示"最痛"。患者估计其所感受到的疼痛强度，以"Ⅰ"标记在直线上，从起点至"Ⅰ"之间的距离（mm）为该患者的疼痛强度。每次测定时，让患者在空白的直线上做标记，以避免患者比较前后标记而产生主观性误差。临床上通常采用中华医学会疼痛学会监制的 VAS 卡。在卡中心刻有数字的 10cm 长线上有可滑动的游标，两端分别表示"无痛"（0 分）和"最痛"（10 分）。患者面对无刻度的一面，将游标放在当时最能代表疼痛程度的部位。医生面对有刻度的一面，记录疼痛程度。

VAS 方法操作简单，对于理解力好的患者进行评定有较高的信度和效度，在临床上广泛使用。

（三）语言评分法（Verbal Rating Scale，VRS）

语言评分法通常是由一系列形容词组成的。这些形容词按其最轻到最强烈的顺序排列，用来描述疼痛的程度。将该系列形容词展示给患者，让其选择与自身疼痛程度最相符的形容词。程度最轻的一级评为 0 分，以后每级增加 1 分，由此可以定量评估疼痛。VRS 包括 4 级评价法、5 级评价法、6 级评价法、12 级评价法、15 级评价法，如表 3-2 所示。

表 3-2　不同疼痛等级评分法

4 级评价法	5 级评价法	6 级评价法	12 级评价法	15 级评价法
1. 无痛	1. 无痛	1. 无痛	1. 不引人注意的痛	1. 无痛
2. 轻度痛	2. 轻度痛	2. 轻度痛	2. 刚刚注意的痛	2. 极弱的痛
3. 中度痛	3. 中度痛	3. 中度痛	3. 微弱的痛	3. 刚刚注意的痛
4. 严重痛	4. 严重痛	4. 严重痛	4. 弱痛	4. 很弱的痛
	5. 剧烈痛	5. 剧烈痛	5. 轻度痛	5. 弱痛
		6. 难以忍受的痛	6. 中度痛	6. 轻度痛
			7. 强痛	7. 中度痛
			8. 剧烈痛	8. 不适的痛
			9. 很强烈的痛	9. 强痛
			10. 严重痛	10. 剧烈痛
			11. 极剧烈的痛	11. 很强烈的痛
			12. 难以忍受的痛	12. 很剧烈的痛
				13. 极剧烈的痛
				14. 不可忍受的痛
				15. 难以忍受的痛

该方法应用于认知功能良好的老年人有较好的信度和效度，但分级较多时容易受到患者情绪变化的影响。

（四）45 区体表面积评分法（45 Body Areas Rating Scale，BARS-45）

体表面积评分法是将人体表面分成 45 个区域并编号，让患者将自己疼痛的部位在相应的区域上标出。评分标准：每个区域定为 1 分，即使只涂盖了一个区的一小部分也是 1 分，总评分反映疼痛区域的数目；用不同颜色的笔标记表示不同的疼痛强度，无色——无痛，黄色——轻度痛，红色——中度疼痛，黑色——重度疼痛，最后计算患者疼痛区域占体表面积的百分比（图3-2）。

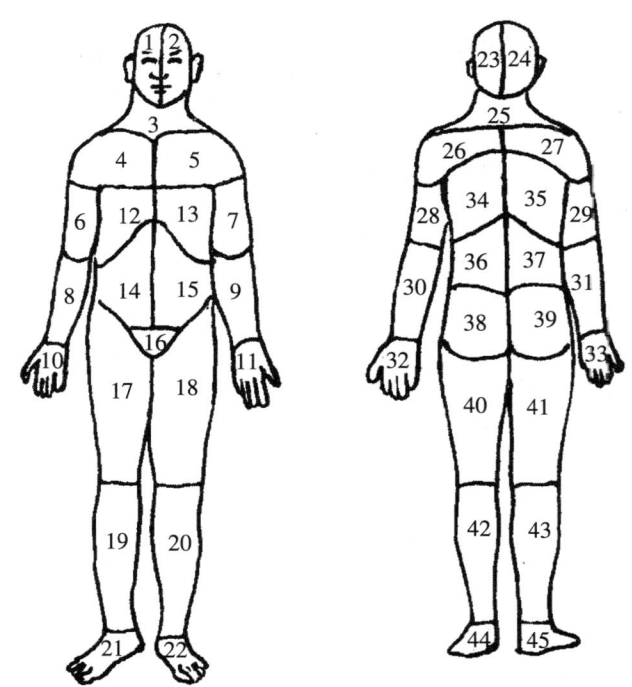

图 3-2　疼痛的体表面积评分法

该方法比较简单，对于有语言表达障碍的患者也可以使用，有较高的信度和效度，能够较为准确地了解患者疼痛的部位、程度、评分和范围（占体表面积百分比），见表 3-3。

表 3-3　疼痛区占体表面积百分比

疼痛区号码	各占体表面积百分比（%）
25 26 27	0.50
4 5 16	1.00
3 8 9 10 11 30 31 32 33	1.50
1 2 21 22 23 24 44 45	1.75
6 7 12 13 28 29 36 37	2.00
38 39	2.50
14 15	3.00
19 20 42 43	3.50
34 35	4.00
17 18 40 41	4.75

（五）6 点行为疼痛评分法（6-point Behavioral Rating Scale，BRS-6）

该方法将疼痛分为 6 级：1 级为无疼痛；2 级为有疼痛但可被轻易忽视；3 级为有疼痛，无法忽视，不干扰正常生活；4 级为有疼痛，无法忽视，干扰注意力；5 级为有疼痛，无法忽视，所有日常活动都受影响，但能完成基本生理需求，如进食和排便等；6 级为存在剧烈疼痛，无法忽视，需休息或卧床休息；6 级为剧烈疼痛，需卧床休息。每级定为 1 分，从 0 分（无疼痛）至 5 分。

6 点行为疼痛评分法将行为的改变列入评分范围，它是以疼痛对行为和生活活动的影响来表示疼痛的强度，较为客观。该方法简单，便于操作，有利于患者将疼痛以笔记的方式记录下来，方便分析病情。

（六）McGill 问卷（McGill Pain Questionnaire，MPQ）

McGill 问卷是基于感觉、情感、评价等多因素而设计的对疼痛进行多向性评价的方法。常用的是 McGill 问卷（McGill Pain Questionnaire，MPQ）。该问卷有 4 类 20 组共 78 个描述疼痛性质的形容词，每组 2~6 个词，按疼痛程度递增的顺序排列。1~10 组为感觉类，11~15 组为情感类，16 组为评价类（是对痛的程度的评价），17~20 组为其他相关类。被测者在每一组词中选一个与自己痛觉程度相当的词。该问卷可以得出（1）疼痛评定指数（PRI）。该方法是根据被测者所选出的词在这组中的位置而得出一个数值，所有选出词的数值之和，即为PRI。PRI 可以是 4 类之和，也可以分类计算。（2）现时疼痛强度（PPI）：它是将疼痛分为 6 个级别（0级无痛，1级轻微疼痛，2级不适疼痛，3级窘迫疼痛，4级剧烈疼痛，5级最剧烈疼痛），用6级VRS评定患者全身总的疼痛强度。MPQ测定疼痛的多个方面，在众多的急、慢性疼痛研究中得到应用，证实它具有较高的实用性、信度和效度，且适用广泛。由于它从不同的角度进行疼痛评估，所以在疼痛的鉴别诊断中也起着一定的作用，是国际上广泛使用的临床工具和研究工具。

然而，该问卷设计得比较复杂，文字比较抽象，不适合于文化程度低或有认知损害的老年人，并且操作时间较长，熟练者操作需10~15分钟，因此它的应用受到限制。目前在此基础上发展出来的简化MPQ疼痛问卷（SF-MPQ）和简明疼痛问卷（BPQ），则是较为快速的对疼痛进行多维评价的方法，适合临床使用，见表3-4。

表3-4　简化MPQ疼痛问卷（SF-MPQ）

I	疼痛分级指数（pain rating index，PRI）的评定			
疼痛性质		疼痛程度		
A	感觉项	无	轻	中	重
	跳痛	0	1	2	3
	刺痛	0	1	2	3
	刀割痛	0	1	2	3
	锐痛	0	1	2	3
	痉挛牵扯痛	0	1	2	3
	绞痛	0	1	2	3
	烧灼痛	0	1	2	3
	持续固定痛	0	1	2	3
	胀痛	0	1	2	3
	触痛	0	1	2	3
	撕裂痛	0	1	2	3
B	情感项				
	软弱无力	0	1	2	3
	厌烦	0	1	2	3
	害怕	0	1	2	3
	受罪、惩罚感	0	1	2	3
	感觉项总分_____		情感项总分_____		
II	视觉模拟评分法（Visual Analogue Scale，VAS）评定				
	无痛 |————————————————————| 最痛				
	(0) (100)				
III	现时疼痛强度（present pain intensity，PPI）评定				
	0—无痛		1—轻微疼痛		
	2—不适疼痛		3—窘迫疼痛		
	4—严重疼痛		5级—最剧烈疼痛		

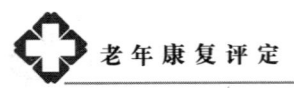

评定时先向被测者说明填表目的及方法。

在进行表中Ⅰ项的评估时，由检查者逐项提问并根据患者回答的疼痛程度在相应级别上做记号，无该类疼痛记为 0 分。

在进行表中Ⅱ项的评估时，图中线段长为 10cm 并按 mm 定出刻度，让患者用笔根据自己的疼痛程度在线段上划上相应的点，不要求十分准确，能反映患者自觉的疼痛程度即可。

在进行表中Ⅲ项的评估时，根据患者主观感受在相应的分值上做记号。

Ⅰ项评估后应将感觉项所有评分相加，并将总分填于表上。情感项所有评分相加，将其总分填于表上。

PRI 感觉项和情感项总分越高，表示疼痛越严重。VAS 点越靠近 100，表示疼痛越严重。PPI 分越高，表示疼痛越严重。据此可以将疼痛这种主观感受用相对客观的方法记录下来。在治疗前、中、后测定，可以看出疼痛变化及反映治疗效果。

（七）晚期老年阿尔茨海默症疼痛评估量表（Pain Asessment In Advanced Dementia Scales. PAINAD）

该量表评估指标包括以下 5 项。

1. 呼吸：正常——0 分；偶尔呼吸费力或短时过度通气——1 分；长时间过度通气或睡眠呼吸暂停综合征——2 分。

2. 面部表情：微笑或面无表情——0 分；难过、皱眉或紧张——1 分；愁眉苦脸——2 分。

3. 负性声音表达：没有任何声音——0 分；偶尔呻吟 / 低沉的声音，带有负面的语气——1 分；反复大声呼喊、大声呻吟或哭泣——2 分。

4. 形体语言：身体放松——0 分；紧张、动作迟缓或烦躁不安——1 分；身体僵硬、拳头紧握、身体蜷曲、拒绝护理或攻击他人——2 分。

5. 可安抚程度：无需安抚——0 分；通过转移注意力或通过声音、触摸可以安抚——1 分；无法安抚或转移注意力——2 分。

观察时间约 5 分钟，总分 0~10 分。0 分为无痛，10 分为最剧烈痛。该量表经过测定证实具有较好的信度与效度。

（八）非言语疼痛指征表（Checklist of Nonverbal Pain Indicators，CNPI）

该表由 6 个项目组成。

1. 发声：用呻吟、哼、咕哝、喊叫、喘息、叹息等表达疼痛，而非言语。

2. 做鬼脸：皱眉、嘴唇紧闭、咬紧牙关、表情扭曲。

3. 支撑：抓住或倚靠床栏、桌椅或其他物体。

4. 烦躁不安：不断变换体位、摇动、摆手，不能保持安静。

5. 摩擦：按摩患病部位。

6. 口头主诉：用言语表达不舒适或疼痛，活动时咒骂，或提出抗议。

上述每项 1 分，6 项分数总和最低分为 0 分，表示无疼痛；最高分为 6 分，表示最剧烈痛。

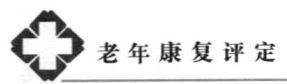

第四章　言语功能评定

第一节　概　述

一、基本概念

1. 言语是指说话或口语的能力，也就是用声音来进行口语交流的过程；是一种通过口腔、咽喉结构和呼吸器官而产生声音实现交流的活动和实际过程。

2. 语言是人类社会生活中约定俗成的符号系统，是人与人之间交流思想感情的工具，语言具有理解和表达两个方面功能；其表现形式有口语表达、口语理解、阅读理解和书写表达四种。

3. 失语症是因脑损害所致的语言交流能力发生障碍，是指后天获得性的对各种语言符号（口语、文字、手语等）的表达及认识能力（语言表达和理解能力障碍）受损或丧失。

4. 构音障碍属于言语障碍，主要是由于发声器官神经肌肉的病变而引起的发声器官肌肉无力、肌张力异常和不协调等原因所致，表现为发声不准、吐字不清和语调、语速、节奏等言语运动控制障碍。

二、言语与语言

1. 言语的形成主要是由肺部喷出气体，经气管进入声道形成声音。
2. 声道包括喉、声带、咽、舌、软腭、硬腭、牙和唇。
3. 语言活动有四种形式：口语表达、口语理解、阅读理解和书写表达。

三、言语的产生、传递和接受过程

言语的处理包括三个水平过程，即言语学水平、生理学水平、声学水平。

四、语言的神经生理基础

左半脑的中下部靠近听觉中枢（听觉皮质区）的区域，主要是控制听觉语言的接收与理解（语音与语义的连接），称之为维尼克区（Wernicke's area）；左半脑额叶的下部有一区域称之为布鲁卡区（Broca's area），主要负责控制语言的发声与表达（Webster，1995）。

布鲁卡区与维尼克区的联结主要依赖于一束束神经纤维，其名称为"弓状纤维束"；言语时词汇先从维尼克区形成，通过弓状纤维束送到布鲁卡区决定词汇的形式和发音，然后再将具体的指令送到控制言语表达的运动皮质区。研究表明，右脑具有一定的语言能力，在处理言语的时间顺序性扮演着重要的角色。

五、言语——语言功能障碍的主要类型

1. 儿童语言发育迟缓。
2. 听力障碍所致的言语障碍。
3. 口吃。
4. 发声障碍。
5. 失语症。
6. 构音障碍：构音障碍有运动性、器质性和功能性构音障碍之别。

六、言语——语言功能评定的注意事项

1. 意识障碍、严重痴呆、情绪不稳定以及无法合作者，不宜进行言语——语言功能评定。

2. 评定环境应安静，最好采取"一对一"形式评定，避免干扰。陪伴人员在旁时不可暗示、提示患者。

3. 评定前准备好评定用具，如录音机、图片等。

4. 评定要在融洽的气氛中进行，评定时注意观察患者是否合作、疲劳等情况。

5. 评定过程中不要随意纠正患者的错误，注意记录患者各种反应（如替代语、手势、肢体语言、书写表达等）。

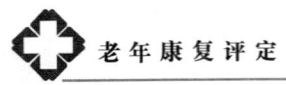

七、常用的言语语言障碍筛选方法

1. Halstead-Wepman 失语症筛选测验：选自 HRB（Halstead-Reitan 成套神经心理测验），是一个判断有无失语障碍的快速筛选测验方法。

2. 标记测验：是一种国际上研究较早并广泛沿用至今的、适用于检查失语症患者言语理解能力的检测方法。

3. 语言发展迟缓筛选评量表：该量表主要依据言语活动观察内容、语言理解观察内容、口语表达观察内容、阅读观察内容、书写观察内容筛选。

第二节　失语症的评定

失语症是指口语或书面语言或手势语来表达思想、感情、意思和需要的交流能力，即听、说、读、写能力的缺失。

一、失语症的主要语言障碍

1. 听觉理解障碍

听觉理解障碍包括语音辨认障碍、语义理解障碍两个方面。

2. 口语表达障碍

口语表达障碍有以下 11 种表现，如发声障碍，说话费力，错语，杂乱语，找词困难，刻板语言，言语的持续现象，模仿语言，语法障碍，言语的流畅性和非流畅性，复述障碍。

3. 阅读障碍

阅读障碍包括形、音、义失读，形、音失读，形、义失读 3 个方面。

4. 书写障碍

书写障碍包括书写不能，构字障碍，镜像书写，书写过多，惰性书写，象形书写，错误语法 7 个方面。

二、失语症的分类和各类失语症的特征

（一）Broca 失语 （BA）

Broca 失语曾称为表达性失语、运动性失语，临床以口语表达障碍为其突出特点，病变多累及优势半球额下回后部的 Broca 区及皮质下白质、脑室周围白质甚至顶叶及岛叶。

（二）Wernicke 失语 （WA）

Wernicke 失语曾被称为接受性失语、感觉性失语，其突出特点为听理解严重障碍，病变位于优势半球颞上回后部的 Wernicke 区。

（三）传导性失语 （CA）

传导性失语临床特点主要是复述不成比例受损，口语倾向流利型。病变部位于优势半球缘上回皮质或深部白质内的弓状纤维。

（四）外侧裂周围失语综合征

该综合征包括 Broca 失语、Wernicke 失语、传导性失语。

（五）经皮质性失语

该失语又称分水岭失语综合征，特点是复述相对保留，病灶均在分水岭区。因病变部位有所不同，临床表现亦不一样，可分为经皮质运动性失语、经皮质感觉性失语、经皮质混合性失语。

1. 经皮质运动性失语病变主要在优势半球 Broca 区的前、上部。
2. 经皮质感觉性失语病变主要在优势半球颞、顶分水岭区。
3. 经皮质混合性失语病变常为优势半球分水岭区大片病灶。

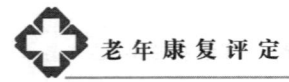

(六) 完全性失语 （GA）

完全性失语又称混合性失语，是最严重的失语类型。临床特点为所有语言功能均有明显障碍，口语常限于刻板言语，以刻板言语回答或表达。听理解、复述、命名、阅读和书写均严重障碍，预后差。多见于优势侧大脑半球（额、顶、颞大病灶）较大范围的病变，如大脑中动脉分布区的大片病灶。

(七) 命名性失语 （AA）

该失语临床主要特点是不能命名，大多可接受选词提示。在口语表达中表现为找词困难，缺实质词，表现出赘语和空话较多，听理解和复述较好；病灶多在优势半球（顶、枕、颞结合区）颞中回后部或颞枕交界区。

(八) 皮质下失语

皮质下病变产生的失语较皮质病变少见，症状常不典型。包括丘脑性失语（TA）、基底节性失语 （BaA）。

三、汉语失语症的评定方法

(一) 常用的汉语失语症检查法

1. 汉语失语症成套测验；
2. 中国康复研究中心的失语症检查法；
3. 波士顿诊断性失语症汉语版；
4. 日常生活交往能力检查。

(二) 失语症的分类评定流程

该评定流程请参考西方失语症评定量表 WAB 评定流程。

四、国外常用失语症评定方法

1. 波士顿诊断性失语症检查；

2. 西方失语症成套测验；

3. 标记测验。

第三节　构音障碍的评定

构音障碍属于言语障碍，主要是由于发声器官神经肌肉的病变而引起的发声器官肌肉无力、肌张力异常和不协调等，表现为发声不准、吐字不清和语调、语速、节奏等言语运动控制障碍。

一、构音障碍的类型

构音障碍分为 3 种类型：

1. 器质性构音障碍；

2. 功能性构音障碍；

3. 运动性构音障碍。

其中运动性构音障碍又分为以下 6 种：

（1）弛缓型构音障碍；

（2）痉挛型构音障碍；

（3）共济失调型构音障碍；

（4）运动减少型构音障碍；

（5）运动过多型构音障碍；

（6）混合型构音障碍。

二、Frenchay 构音障碍评定法

Frenchay 构音障碍的评定是通过对构音器官功能检查和器械检查，了解言语产生过程中某一言语组成部分（呼吸、喉部声带、腭咽机制、口腔发声动作）受损的情况，以便作出正确判断，确定治疗目标，评定治疗效果。

反射：1. 咳嗽；2.吞咽；3. 流涎。

呼吸：1. 静止状态；2. 言语时。

唇的运动：1. 静止状态；2. 唇角外展；3. 闭唇鼓腮；4. 交替动作；5. 言语时。

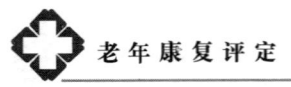

颌的位置：1. 静止状态；2. 言语时。

软腭运动：1. 返流；2. 软腭抬高；3. 言语时。

喉的运动：1. 发声时间；2. 音高；3. 音量；4. 言语。

舌的运动：1. 静止状态；2. 伸舌；3. 抬高；4. 两侧运动；5. 交替运动；6. 言语时。

言语：1. 读字；2. 读句子；3. 会话；4. 速度。

第四节　常用失语症评定量表简介

一、西方失语症评定量表 –WAB

西方失语成套测验是较短的波士顿失语症检查版本，检查时间大约 1 小时，该测验提供一个总分称失语商（AQ），可以分辨出是否为正常语言。WAB 还可以测出操作商（PQ）和皮质商（CQ），前者可了解大脑的阅读、书写、运用、结构、计算、推理等功能；后者可了解大脑认知功能。该测验还对完全性失语、感觉性失语、经皮质运动性失语、传导性失语等提供解释标准误差和图形描记。

(一)　一般信息

姓名：　　　　　性别：　　　　年龄：

发病日期：　　年　月　日　　电话：　　　　地址：

职业：　　　　　　　　　　文化程度（受教育年数）：

父、母文化程度、利手：　高　中　低　左　右

CT / MRI（部位、性质、大小）：

病因诊断：

语言诊断（严重程度）：　　　　　　　　　利手：左 /右

瘫痪侧：左 /右　　　Brunnstrom 分级：手　上肢　下肢　　ADL 评分结果：

感觉障碍：浅 /深　左 /右　上 /下肢　　腱反射：左上下 / 右上下　亢 /弱

病理反射：左 /右 +/ −　　吞咽障碍：有 /无　　口面失用：伸舌、鼓腮、咧嘴、振舌

四高：压 /糖 /脂 /重　心脏病　烟 /酒：　年

检查日期：　　年　月　日　　检查者：　　　评定用时：　　分钟

（二）结果判断

1. 完成情况

"O"表示完成或正确，"△"表示部分完成或部分正确，"X"表示未完成或错误。

2. 语言特征

①流畅度 LCD（a. 好 LC / b. 中 ZLC / c. 差 BLC / d. 费力 FL）；②错语 CY（a. 杂声 ZSCY / b. 音素 YSCY / c. 词义 CYCY / d. 新语 XY / e. 杂乱语 ZLY / 四声 SSCY）；③语法障碍 YFZA（a. 失 SYF / b. 乱 YFCL）；④构音障碍 GYZA（a. 弛缓 CH / b. 痉挛 JL / c. 共济失调 GJST）；⑤a. 音量小 YLX / b. 耳语 EY；⑥短语短 DYD；⑦书写 a. 镜像文字 JXWZ / b. 构字异常 GZYC；⑧转换话题 ZHHT；⑨持续现象 CXXX；⑩a. 模仿语言 MFYYX / b. 完成现象 WCXX；⑪a. 提示 TS（选词 XCTS / 语音 YYTS）/ b. 找词困难 ZCKN；⑫a. 刻板语言 KBYY / b. 哑 Y。

（三）具体内容

1. 自发言语检查

自发言语中的信息量（共 10 分）、流畅度、语法能力和错语（共 10 分）的检查见表 4-1。

表 4-1　信息量及流畅度检查

问题	完成	特征	备注
1. 你今天好吗?			
2. 你以前来过这里吗?			
3. 你叫什么名字?			
4. 你住在哪里?			
5. 你做什么工作?			
6. 你为什么到这里?			
7. 请你告诉我，你在这画中看见些什么? 试试用句子说给我听			
总结　　信息量得分：　　流畅度、语法能力和错语得分：			

2. 听理解检查（表4-2～表4-4）

表4-2　回答是非题（共60分，修正仍给3分）

问题	正确答案	表达方式			评分3分	言语特征
		言语	手头	闭眼		
1. 你叫张明华吗？	否					
2. 你叫李飞翔吗？	否					
3. 你叫（患者真姓名）吗？	是					
4. 你住在乌鲁木齐吗？	否					
5. 你住在（患者所住地址）吗？	是					
6. 你住在郑州吗？	否					
7. 你是男（女）人吗？	是					
8. 你是医生吗？	否					
9. 我是男（女）人吗？	是					
10. 这房间有灯吗？	是					
11. 门是关着的吗？	是					
12. 这是旅馆吗？	否					
13. 这是医院吗？	是					
14. 你穿着红睡衣吗？	否					
15. 纸能在火中燃烧吗？	是					
16. 3月比6月先来吗？	是					
17. 香蕉不剥皮就能吃吗？	否					
18. 7月份下雪吗？	否					
19. 马比狗大吗？	否					
20. 你用斧子割草吗？	否					
总分						

表4-3　听词辨认（每词1分，共60分，更正后仍给1分，指2物以上错者为0分）

内容				
1. 实物	2. 绘制的物体	3. 形状	4. 拼音字母	5. 数字
杯子	火柴	正方形	J	5
火柴	杯子	三角形	F	61
铅笔	梳子	圆形	D	500
花（鲜花、塑料花、纸花）	螺丝刀	箭头	K	1867
梳子	铅笔	十字	M	32
	花	圆柱体	D	5000

（续表）

内容				
6. 颜色	7. 家具	8. 身体部分	9. 手指等	10. 身体左右部
蓝	窗	耳	拇指	右肩
棕	椅子	鼻	环指	左膝
红	书桌	眼	食指	左踝
绿	台灯	胸	小指	右腕
黄	门	颈	中指	左肘
黑	天花板	颊	右耳	右颊
总分				

表 4-4 相继指令（共 80 分）

指令和评分	总分	评分
1. 举起你的手	2	
2. 闭上你的眼睛	2	
3. 指向椅子	2	
4. 先指向窗（2 分）然后指向门（2 分）	4	
5. 指向笔（2 分）和书（2 分）	4	
6. 用笔（4 分）指书（4 分）	8	
7. 用书（4 分）指笔（4 分）	8	
8. 用笔（4 分）指梳（4 分）	8	
9. 用书（4 分）指梳（4 分）	8	
10. 将笔（4 分）放在书的上面（6 分）然后给我（4 分）	14	
11. 将梳（5 分）放在笔的另一侧（5 分）并将书（5 分）翻过来（5 分）	20	

3. 复述检查

检查最高 100 分，音素错或语序错减 1 分（表 4-5）。

表 4-5 复述检查表

题号	问题	满分	评分	言语特征
1.	床	2		
2.	鼻子	2		
3.	烟斗	2		
4.	窗户	2		
5.	香蕉	2		
6.	雪球	4		

(续表)

题号	问题	满分	评分	言语特征
7.	40	4		
8.	百分数	6		
9.	62.5	10		
10.	电铃在响	8		
11.	他不回来了	10		
12.	师傅很高兴	10		
13.	一门野炮	8		
14.	假如或但是	10		
15.	给我的箱子装 6 瓶涂料	20		
总分				

4. 命名检查

检查共 60 分，每项为 3 分，音素错给 2 分，后者加触觉给 1 分（表 4-6~表 4-8）。

表 4-6　物体命名表

物体	内容记录			
	反应	触觉提示	音素提示	评分
1. 枪				
2. 球				
3. 刀				
4. 杯				
5. 别针				
6. 锤子				
7. 牙刷				
8. 橡皮（擦铅笔字用的）				
9. 挂锁				
10. 铅笔				
11. 螺丝刀				
12. 钥匙				
13. 纸夹子				
14. 烟斗				

(续表)

内容记录				
物体	反应	触觉提示	音素提示	评分
15. 梳子				
16. 橡皮筋				
17. 汤匙				
18. 透明胶纸卷				
19. 叉				
20. 火柴				
总分				

注：自发命名（时间 1 分钟，自发命名动物最高 20 分）。

表 4-7　完成句子（共 10 分，音素错给 1 分）

句子和答案			
句子	答案	评分 2	言语特征
1. 草是____的	绿		
2. 糖是____的	甜或白		
3. 玫瑰是红的，紫罗兰是____的	蓝紫		
4. 他们打架打得像猫和____一样	狗		
5. 腊八是在农历____月	12 月		
总分			

表 4-8　反应命名（共 10 分，音素错给 1 分）

问题及答案			
问题	答案	评分 2	言语特征
1. 你用什么写字？	钢笔或铅笔、毛笔		
2. 雪是什么颜色的？	白色		
3. 每周有几天？	7 天		
4. 护士在哪里工作？	医院		
5. 你在哪里买邮票？	邮局、商店		
总分			

5. 阅读（表4-9～表4-17）

表4-9 句子阅读理解（共40分）

内容	评分	言语特征
1. 雨是——（蓝色的、湿的、金属、海）	2	
2. 士兵拿着——（枪、射击、玩笑、食品）	2	
3. 老王修理汽车和卡车，他是一个——（裁缝、机器、机械师、公共汽车）	4	
4. 老师每年秋季返回学校，他们教——（树叶、孩子们、春天、书）	4	
5. 铁锹和锯是常用的工具，他们有的部分是用——（农民、森林、金属、剪）做的	6	
6. 农民常种小麦、棉花和其他粮食，他们也种——（煤、拖拉机、地球、蔬菜）	6	
7. 可利用的能源是比较多的，由于石油缺乏，许多国家开始改用其他能源，如——（开水、银行、太阳能、经济）	8	
8. 泰坦尼克号是一艘海洋巨轮，曾被认为不会沉没，但它与冰山碰撞于1912年沉没，死了一千多人。假如没有——，它就不会沉没（失去动力，严重损坏，载旅客，往西航行）	8	
总分		

表4-10 阅读指令（共20分）

内容	朗读	执行	言语特征
1. 举起你的手	1	1	
2. 挥手再见	1	1	
3. 闭上眼睛	1	1	
4. 用脚划一个十字	2	2	
5. 指椅子，然后指门	2	2	
6. 拿起铅笔，点三下，然后放回原处	3	3	

表4-9+表4-10>50分，停止。100-2×（60-得分）。

表4-11 书面单词与物品搭配（每项1分，共6分）

内容	评分	备注	内容	评分	备注
茶杯			梳子		
铅笔			花		
火柴			螺丝刀		

表 4-12 书面单词与画搭配（每项 1 分，共 6 分）

内容	评分	备注	内容	评分	备注
花			火柴		
茶杯			螺丝刀		
梳子			铅笔		

表 4-13 画与书面单词搭配（每项 1 分，共 6 分）

内容	评分	备注	内容	评分	备注
茶杯			梳子		
铅笔			花		
火柴			螺丝刀		

表 4-14 口语单词与书面单词搭配（每项 1 分，共 4 分）

内容					备注
塔	花	树	力量	花园	
缆	寓言	桌子	椅子	衣服	
钱	保姆	钱包	皮革	护士	
柳树	窗户	草	门	冬季	

表 4-15 字母辨别（每项 1 分，共 6 分）

内容	评分	备注	内容	评分	备注
J			F		
B			K		
M			D		

表 4-16 口语拼写，识别单词（每项 1 分，共 6 分）

内容	评分	备注	内容	评分	备注
没有			鼻子		
锤子			狗		
棕色			电话		

表4-17 听写（每项1分，共6分）

内容	评分	备注	内容	评分	备注
上面			猫		
池			房子		
铅笔			政府		

6. 书写（表4-18～表4-23）

表4-18 按要求书写（每字1分，拼写错误、语序错误减半分，最高得分为6分）

	得分	备注
姓名		
地址		

书写表达（最高得分为34分）

摆出郊游画，指导患者"就画中的描述编写一个故事"，时间为3分钟。完整句子描述给34分。有6个或6个以上单词的，每个完整的句子给8分，不完整的句子或短句中每一个正确的单词给1分。每一个拼写或语序错误减半分。孤立的单词给1分，最多给10分。_____分

表4-19 听写（完整句子为10分，每一正确单词给1分，每一拼写或语序错误减0.5分）

	得分	备注
把5打饮料罐装璜放进我的盒子		

以上3项分数＞40，终止，以2×得分记。

表4-20 听写或看实物后写出名称（共10分）

	实物	提示	得分		实物	提示	得分
枪（1分）				手表（2分）			
鼻子（1分）				锤子（2分）			
电话（2分）				螺丝刀（2分）			

表 4-21 字母表和数字 0~20（每一个字母和数字为 0.5 分）

	得分	备注
字母 12.5		
数字 10		

表 4-22 听写字母和数字（字母 0.5 分，数字 1 分）

	得分	备注		得分	备注		得分	备注
D			M			J		
B			F			5		
61			32			700		
1867								

表 4-23 抄写一个句子的单词（正确单词一个 1 分，完整句子 10 分，错字减 0.5 分）

	得分	备注
把 5 打饮料罐装璜放进我的盒子		

7. 运用（最高 60 分；表 4-24）

表 4-24 运用检查表

动作	完成（3 分）	近似或模仿（2 分）	仿似或实物（1 分）	失败（0 分）	备注	动作	完成（3 分）	近似或模仿（2 分）	仿似或实物（1 分）	失败（0 分）	备注
握拳						敬礼					
挥手再见						抓头					
捻手指						伸舌					
闭眼						吹哨					
闻花						吹熄火柴					
用梳子梳头						用牙刷刷牙					
用匙喝汤						用锤子钉钉子					
用钥匙开锁						假装驾驶汽车					
假装敲门和开门						假装折纸					
假装点烟						假装弹钢琴					

8. 结构及视空间与计算能力测试（表4-25）

表4-25① 画画（最高30分）

圆圈	完整（2分）	弧线（1分）	立方体	正确（5分）	角度不当扣（1分）	画出9条线（1分）		
方形	闭合方形（2分）	4条线（1分）	钟	正确（5分）	小部分数字缺（4分）	全部数字无指针（3分）	大部数缺或在圆外（2分）	只有圆圈（1分）
树	正确（3分）	对称（2分）	不对称1	房子	完整透视（5分）	缺乏透视扣（1分）	遗失细节减（1分）	近似（2分）
画人	完整对称（5分）	遗失一部位减（1分）	近似（1分）	两分线	每偏5mm减（0.5分）			

表4-25② 积木设计（共9分，60秒内为满分，时间延长2/3分，4积木放一起1/3分）

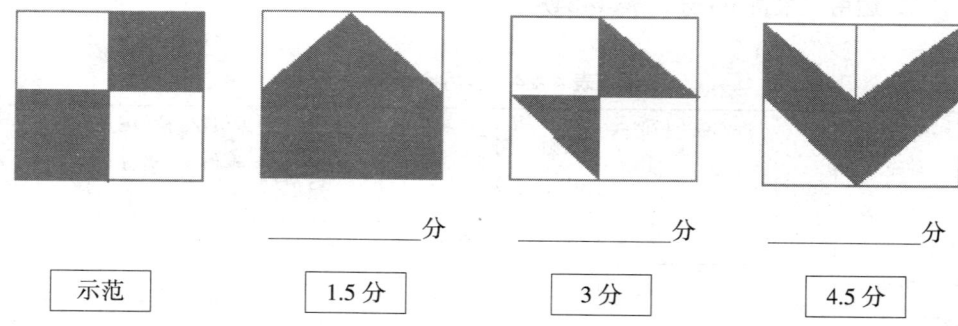

示范　　　　　　1.5分　　　　　　3分　　　　　　4.5分

表4-25③ 计算（每题2分）

5 + 4 = （9、20、1、8）	6 + 2 = （4、12、8、3）	4 + 3 = （6、12、7、4）	6 - 2 = （8、4、12、3）	9 - 7 = （16、2、5、63）	8 - 3 = （5、3、24、11）
4 × 2 = （7、2、8、6）	5 × 3 = （6、2、8、15）	6 × 7 = （2、11、42、25）	8 ÷ 4 = （12、2、32、4）	64 ÷ 8 = （13、56、8、72）	18 ÷ 3 = （4、21、15、6）
总分					

评分标准
0 分：完全无信息
1 分：只有不完全的反应，如仅说出姓或名等
2 分：前 6 题中，仅有 1 题回答正确
3 分：前 6 题中，仅有 2 题回答正确
4 分：前 6 题中，有 3 题回答正确
5 分：前 6 题中，有 3 题回答正确，并对图画有一些反应
6 分：前 6 题中，有 4 题回答正确，并对图画有一些反应
7 分：前 6 题中，有 4 题回答正确，对图画至少有 6 项说明
8 分：前 6 题中，有 5 题回答正确，对图画有不够完整的描述
9 分：前 6 题中，全部回答正确，对图画几乎能完全地描述，即至少能命名出人物或动作共 10 项，可能有迂回说法
10 分：前 6 题回答完全正确，有正常长度和复杂的句子来描述图画，对图画有合情合理的完整描述

中流畅度、语法能力和错语的检查评分标准
0 分：完全无词或仅有短而无意义的言语
1 分：以不同的音调反复刻板的言语，有一些意义
2 分：说出一些单个的词，常有错语、费力和迟疑
3 分：流畅反复的话或咕哝，有极少量奇特语（jargon）
4 分：踌躇、电报式的言语，大多数为一些单个的词，常有错词，但偶有动词和介词短语，仅有"噢，我不知道"等自发言语
5 分：电报式的、有一些文法结构的较为流畅的言语，错语仍明显，有少数陈述性句子
6 分：有较完整的陈述句，可出现正常的句型，错语仍有
7 分：流畅，可能滔滔不绝，在 6 分的基础上可有句法和节律与汉语相似的音素奇特语，伴有不同的音素错语和新造语
8 分：流畅，句子常完整，但可与主题无关，有明显的找词困难和迂回说法，有语义错语，可有语义奇特语
9 分：大多数是完整的与主题有关的句子，偶有踌躇和（或）错语，找词有些困难，可有一些发音错误
10 分：句子有正常的长度和复杂性，无确定的缓慢、踌躇或发音困难，无错语

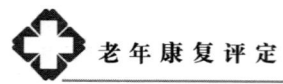
（四）WAB 法失语症鉴别流程

常见失语症类型的鉴别诊断流程如下：

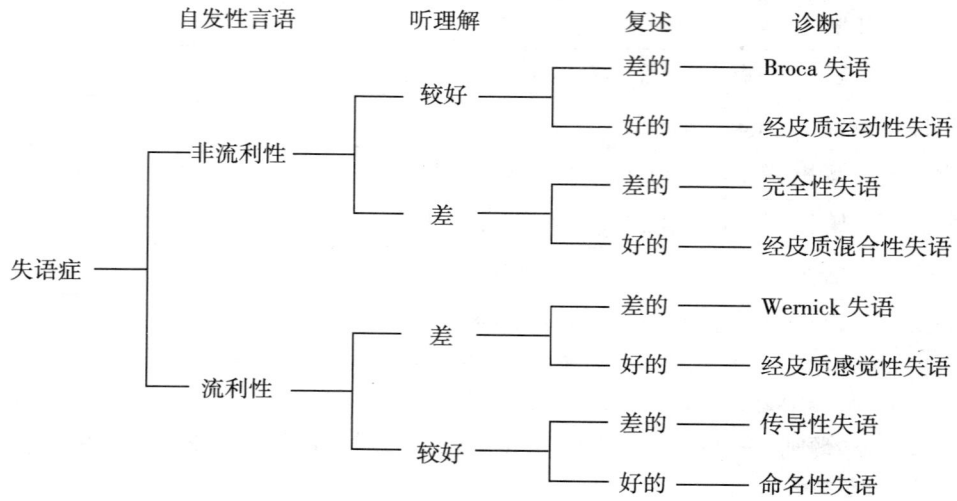

近年来，国内学者根据汉语特点及言语行为的共性，在借鉴参考国外失语症检查设计思想的基础上创编了一些汉语失语症检查法，但由于编制者对言语行为的认识和理解的角度不同，测查目的和要求也各有侧重。

二、汉语失语症检查法

1988 年中华医学会神经病学分会神经心理学组，组织中国科学院心理研究所、北京医院、北京医科大学第一临床医院、北京市神经外科研究所集体编制了汉语失语症检查法（Chinese aphasia examination scale），供国内同行试用。1996 年王新德等对其做了修改。

（一）口语表达

1. 检查内容

（1）自发言语：①您叫什么名字？②您多大岁数啦？③您家住在哪儿？④您做什么工作（或退休前做什么工作)？⑤请简单说说您怎么不好？或为什么到这儿来？

(2) 系列言语：从 1 数到 21（如有困难，可由检查者开始，并可以用手示意，如说 1 伸一个手指，3 或 4 以后让患者自己数，如未到 21 即停顿，可提示一个数）。

(3) 复述：①门；②九十五；③四个四十七；④百分之八十八；⑤手和窗户；⑥狗和机器；⑦乌鲁木齐和呼和浩特；⑧一个大花碗扣一个大活蛤蟆；⑨他刚进门就又下雨又打雷；⑩所机全微他合（意义不相关的字），每秒 2 字速度说出。

复述要求准确，如仅有构音不全，但程度与自发言语一致，不算复述障碍。准确指不漏字、无错语，也不增加词。

(4) 命名（均为实物）：①耳朵；②钢笔；③枕头；④眉毛；⑤表带；⑥暖水瓶；⑦抽屉；⑧别针；⑨大拇指；⑩中指（第三指）。提示方法分两种：A 语音提示，两字以上的词说第一个字的音。B 选词提示，说 2~3 个名词，包括正确名词在内，由患者选。

(5) 说颜色名称（出示颜色）红、蓝、绿、白、黑、黄。如说不出或说错可以提示：①晴天天空是……；②春天的草是……；③煤是……；④少先队的领巾是……

2. 评分方法

(1) 自发言语：①刻板重复。患者仅能用同样的几个字回答任何问题。②非流利型口语。说话费力，短语句（<3 字），语量少（<50 字／分钟），构音障碍，语调障碍，无语法。③流利型口语。语量>100 字／分钟，不费力，短语>4 字，无构音障碍，找词停顿，缺实质意义词，错语。④中间型口语。语量 51~99 字／分，不费力，可能有错语，能表达或部分表达。

(2) 系列言语，共 10 分，提示的数字计算分数时扣除。

(3) 复述，共 10 分。

(4) 命名，每说出 1 项为 1 分，共 10 分。

(5) 说颜色名称，颜色为 6 分，问题为 4 分，共 10 分。

（二）听语理解

1. 检查内容

(1) 听名指物：在桌子上放下列物品，如铅笔、钥匙、尺子、纽扣、梳子。

由检查者说出名称，请患者指出该物。

（2）听名指图：图片中有马、鸡、蝴蝶、香蕉、白菜。由检查者说出名称，请患者指出相应的图片。

（3）执行命令：①闭上眼睛；②举起手来；③伸出舌头；④用左手摸右耳；⑤握拳头；⑥用手指房顶（在患者面前放上纸、纽扣、铅笔、梳子、钥匙，接着问）；⑦请把梳子拿过来；⑧把铅笔放在纸上；⑨把钥匙放在纽扣的旁边；⑩请把梳子放在铅笔和钥匙的中间。

（4）短句理解：①一年有 12 个月，对吗？②鸡蛋是树上长出来的，对吗？③脸盆可以洗脸，对吗？④个子高不一定年纪大，对吗？⑤冬天比夏天热，对吗？⑥男孩子打了女孩子，就是说挨打的是女孩子，对吗？⑦深红比粉红颜色浅，对吗？⑧你亲弟弟的父亲是你的父亲，对吗？⑨1 斤面比 2 斤面重，对吗？⑩锤子可用来钉钉子，对吗？

2. 评分方法

（1）听名指物，共 10 分。
（2）听名指图，共 10 分。
（3）执行命令，共 10 分。
（4）短句理解，共 10 分。

（三）阅读

1. 检查内容

（1）图形视觉感知辨认：图形——图形匹配。给患者 5 张卡片，每张上有测查图形中的 1 个，请患者将卡片上的图与测查图形配对。

（2）字词阅读：朗读（检查形——音关系）和理解（字图匹配，检查形——义联系），先请患者朗读下列字句鸡、鸭、鸟、兔，跑、跳、路、踢、打、提、拖、推、碗、盆、盘、锅，红、黄、蓝、绿，再请他在图中指出相应的图片（用时请补 4 种颜色的方块图）。

（3）语句阅读：朗读和理解下列语句。出示卡片，朗读后请执行命令①闭眼，②指耳，③指左眼。以下要求患者判断句子的正误①雪是白的，②煤不是黑的，③人有两只手，④老虎吃人，猫也吃人，⑤树比天高。以下为句——图匹配，①狗咬人，②男孩比女孩矮。

（4）篇章阅读：①小冬和小春是两个小男孩。②小冬和小春参加了青年团的演出。③小冬的表演是打球。④小春的表演是红绸舞。⑤小冬和小春的表演都获了奖。

2. 评分方法

（1）图形视觉感知辨认，图形——图形匹配为 10 分。

（2）字词阅读，其中朗读和理解各 10 分。

（3）语句阅读，其中朗读和理解各 10 分。

（4）篇章阅读，应点字朗读，共 10 分。每阅读 5 字为 1 分（6 个"小"字以 1 个字计算）；理解为 10 分，即是非题每题为 2 分，做是非题时患者可反复阅读该篇章。

（四）书写

1. 检查内容

（1）抄写：为了把我们的祖国建设成为一个繁荣富强的社会主义国家而努力奋斗。

（2）听写：①数字，如 7、15、42、193、1865。②单字，如人、口、手、走。③词组，如公共汽车、米饭、耳朵、报纸、医院。④短句（每次读不超过 5 个字），我们要为实现四个现代化贡献自己的一切力量。

（3）自发书写：①姓名，②地址，③造句，写出一个完整的句子（有主语、谓语和宾语等）。

（4）看图书写：先请患者看图，然后让他写出图片的内容，如椅子、圆、床、三角、红色、白色、吸烟、喝水、花、吃饭。

（5）系列书写：连续书写数字 1~21（可提示 1 个数）。

2. 评分方法

（1）抄写：每抄写 3 个字为 1 分，共 10 分。

（2）听写：每听写 1 个数字和 1 个单字为 1 分，词组为 3 分，短句为 5 分。

（3）自发书写：完全写对姓名者为 1 分，写错 1 个字也可给分；书写地址为 2 分，部分写错者可给 1 分；造句为 7 分，如句子有错误可按情况不同给分。

（4）看图书写：共 10 分。

（5）系列书写：共 10 分。

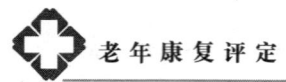

三、汉语失语症成套测验

汉语失语症成套测验，即指北京医科大学汉语失语症成套测验（aphasia battery of Chinese，ABC）。本套测验主要参考西方失语成套测验（WAB），结合我国国情编制的。该测验共有六方面内容。

（一）口语表达

1. 谈话

谈话包括回答问题，叙述和系列语言。通过谈话和叙述判断其口语信息量和是否为流利型。信息量表示口语能否明确达意，按其达意程度记 0~6 分。评分方法如下。

0 分：哑，无信息。

1 分：无意义的刻板言语，或是完全难以听懂的错语，或仅听到咕噜声，不能表达任何信息。

2 分：能部分表达信息，有少量实质词，偶有短句，或有大量错语。

3 分：能简单表达意思，电报式言语或较多错语，有明显找词困难。

4 分：能表达意思，大多语句完整，有轻度找词困难及少量错语，或难于扩展词句。

5 分：能完整表达意思，顺利构造扩展言语，无错语，偶有找词困难，或主观上有困难。

6 分：正常表达。

流利型是根据谈话中语量、语调、发音、短语长短、说话是否费力、有无强迫语言、有无语法结构、有无实质词和错语等 9 项构成，每项分 1、2、3 等级记分。

根据每例失语症患者口语中上述 9 项分数相加的总和，9~13 分为非流利型，14~20 分为中间型，21~27 分为流利型。根据其语言的流利性将失语分为流利型和非流利型，对临床有实用价值。

2. 复述

复述常用和不常用词、具体和抽象词、短句、长句、超长复合句和无意义词组构成。

3. 命名

命名包括物命名、列名、颜色命名和反应命名。

(二)听理解

1. 是非题

是非题是指判断是或否。

2. 听辨认

听辨认是指听到名称后从一组物品、图画或身体部位选出正确答案。

3. 执行口头指令

执行口头指令：从简单指令到多步骤和有语法词的指令。

4. 阅读

(1) 朗读：朗读 10 个合体字，例如，明、浪、姓等。

(2) 听字辨认：从一组形似、音似、义似字中选出听到的字。

(3) 朗读词并配画：先朗读所示的词，无论朗读是否准确，均要求按词配画。

(4) 朗读指令并执行：先朗读所示的句子，无论朗读是否正确，均要求按文字指令执行。

(5) 选词填空：对留有空白的句子朗读后或默读后，从所给字词中选出正确答案填空，使全句完整。

5. 书写

(1) 书写姓名和地址。

(2) 抄写所出示的句子。

(3) 系列写出阿拉伯数字 1~21。

(4) 听写包括偏旁、数、字、词和句。

(5) 看图书写。将图中看到的物品、颜色、动作的名称写出。

(6) 写病史（短文），按完成质量评为 0~5 分。

要求在写出病情经过或现存症状中，至少有 3 句以上的完整句。评分方法如下。

0 分：无反应或仅有不同线条。

1 分：近似单个字，但有笔画错误，有构字障碍；或虽有完整字，但与欲写病情无关，不能表达信息。

2 分：有正确表达信息的关键词，有较多的笔画错误，但可辨认，不能组成完整句。

3 分：有可表达信息的短句，大部分字书写正确，有少量可辨认的构字障碍。

4 分：有可表达信息的完整句，但偶有构字障碍，或语法不当。

5 分：书写正常，正确表达信息。

6. 利手

利手测定是以 12 个日常动作项目进行的检查方法，即写字、拿筷、剪刀、切菜、刷牙、提物、穿针、洗脸、划火柴、炒菜、持钉锤、扫地。如果 12 个项目全部或前 7 项都习用右手或左手者，而后 5 项中任何 1~5 项用另一手者，则称为右利或左利；如前 7 项中有 1~6 项习惯用一只手，其余 6~12 项用另一只手，则称混合利。

7. 其他神经心理学检查

(1) 意识检查：包括注意力、定向力及近记忆力。因严重语言障碍无法测查时，应根据日常生活行为，排除意识障碍及严重痴呆。

(2) 视空间功能检查：包括临摹和摆方块。

(3) 运用检查：包括口颊、上肢和复杂运用。

(4) 计算检查：包括加、减、乘、除题。

第五章　认知功能评定

认知功能属于大脑皮质的高级活动范畴，是指人脑加工、储存和提取信息的能力，即人们对事物的构成、性能与其他物的关系、发展动力、发展方向，以及基本规律的把握能力。它是人们完成活动最重要的心理条件。包括语言信息、智慧技能、认知策略等方面。

评定认知功能是否障碍时应注意患者的下列功能：（1）听从简单或复杂指导的能力；（2）在一个过程中追溯几个步骤的能力；（3）设计出有次序的步骤去完成任务的能力；（4）专心于现有任务的能力；（5）预测和理解因果关系的能力；（6）解决问题的能力；（7）继续学习的能力；（8）解释标志和符号的能力；（9）进行心算和笔算的能力等。

第一节　认知功能的筛查评定

一、意识状态的评定

意识状态是高级认知活动的基础，其评定使用 Glasgow 昏迷评定表测试（表5-1）。此评测表是由格拉斯哥大学的两位神经外科教授 Graham Teasdale 与 Bryan J. Jennett 在 1974 年所研制发表的。该评定表检测睁眼活动、言语反应和运动反应 3 项内容，积分范围为 3~15 分，3 分为意识状态最差，15 分是正常人的意识状态，不超过 8 分表示昏迷，超过 8 分表示无昏迷，小于 8 分、9~11 分、不少于 12 分者，分别表示脑严重损伤、中度损伤、轻度损伤。

表 5-1　Glasgow 昏迷评定表

内容评分	患者反应
	睁眼
4	自然睁眼
3	呼唤会睁眼
2	有刺激或疼痛会睁眼
1	对于刺激无反应
	语言反应
5	说话有条理
4	可应答，但有答非所问的情形
3	可说出单字
2	可发出声音
1	无任何反应
	肢体运动
6	可依指令动作
5	施以刺激时，可定位出疼痛位置
4	对疼痛刺激有反应，肢体会回缩
3	对疼痛刺激有反应，肢体会弯曲
2	对疼痛刺激有反应，肢体会伸直
1	无任何反应

二、认知功能的筛查

当确定患者意识清楚时，则可以通过简明精神状态检查及认知功能筛查量表进行认知功能筛查，初步确定患者可能存在哪些方面的认知功能障碍，再用专门的评测方法进行具体评定。

筛查类检查简便易行，甚至可在床边进行，耗时短。

(一) 简明精神状态检查

1. 检查前需准备的物品包括一支铅笔、一块手表、一张白纸和两张卡片，一张上面用较大字体清晰打印"请闭上你的眼睛"，另一张上面画图。

2. 评定内容及计分方法（表5-2），被测试者回答操作正确记1分，错误记5分，拒绝或说不会记9分和7分。

表5-2 简易智能精神状态量表（MMSE）

姓名　　　　　年龄　　　　　性别　　　　　文化程度

项目	分值（分）	内容	评价日期		
定向力	1	1. 今年是哪一年			
	1	2. 现在是什么季节			
	1	3. 现在是几月份			
	1	4. 今天是几号			
	1	5. 今天是星期几			
	1	6. 现在我们在哪个省、市			
	1	7. 您住在什么区（县）			
	1	8. 您住在什么街道			
	1	9. 我们现在是第几层楼			
	1	10. 这儿是什么医院			
记忆力	3	11. 皮球、国旗、树木（以第一次答案记分，最多5次）			
计算力与注意力	1	12. 100-7=　　（以下将得数依次递减7）			
	1	13. 　　-7			
	1	14. 　　-7			
	1	15. 　　-7			
	1	16. 　　-7			
记忆力	3	17. 现在请告诉我，刚才要您记住的3样东西是什么			
语言能力	1	18. 手表			
	1	19. 铅笔			
	1	20. 请清楚地重复一遍，"44只石狮子"。（只说一遍，只有正确的、咬字清楚才记1分）			
	1	21. "闭上您的眼睛"，请照着这张卡片所写的去做			
	3	22. 用右手拿这张纸，再用双手把纸对折，然后将纸放在大腿上			
	1	23. 请您说一句完整的、有意义的句子（句子必须有主语、动词并有意义）记下句子：			
视空间	1	24. 请您按样子画图			
总分					

3. 结果解释。统计所有记 1 的项目（和小项）的总和，范围为 0~30 分。分界值与教育程度有关。文盲组 17 分，教育年限≤6 年组 20 分，教育年限>6 年组 24 分，低于分界值认为有认知功能缺损。检查用时 5~10 分钟。

（二）认知功能筛查量表

认知功能筛查量表（Cognitive Abilities Screening Instrument，CASI）与 MMSE 类似。检查包括定向、注意、心算、瞬时记忆、短时记忆、结构模仿、语言（命名、理解、书写）、类聚流畅性、概念判断 9 个因子，检查用时 15~20 分钟，间隔 1 个月重测信度为 0.92。CASI 总分为 100 分（表 5-3）。

表 5-3　认知功能筛查量表（CASI）

编号	测试内容	评分
1.	今天是星期几	
2.	现在是哪个月	
3.	今天是几号	
4.	今年是哪一年	
5.	这是什么地方	
6.	请说出 872 这 3 个数字	
7.	请倒过来说刚才这 3 个数字	
8.	请说出 6371 这 4 个数字	
9.	请听清 694 3 个数字，然后从 1 数到 10，再重复说出 694	
10.	请听清 8143 4 个数字，然后从 1 数到 10，再重复说出 8143	
11.	从星期日倒数至星期一	
12.	9 加 3 等于几	
13.	再加 6 等于几（在 9 加 3 的基础上）	
14.	18 减 5 等于几？请记住这几个词，等一会儿我会问你：帽子、汽车、树、26	
15.	快的反义词是慢，上的反义词是什么	
16.	大的反义词是什么？硬的反义词是什么	
17.	橘子和香蕉是水果类，红和蓝属于哪一类	

（续表）

编号	测试内容	评分
18.	这是多少钱？（出示两张不同面值货币）	
19.	我刚才让你记住的第一个词是什么	
20.	第二个词	
21.	第三个词	
22.	第四个词	
23.	110 减 7 等于几	
24.	再减 7 等于几	
25.	再减7 等于几	
26.	再减 7 等于几	
27.	再减 7 等于几	
28.	再减 7 等于几	
29.	再减 7 等于几	
30.	再减 7 等于几	

注：答对 1 题给 1 分，共 30 分，≤20 分为异常。

第二节　注意力的评定

　　注意（attention）是心理活动指向一个符合当前活动需要的特定刺激，同时忽略或抑制无关刺激的能力。注意是一切意识活动的基础，与皮质觉醒程度有关。在实践当中，注意不仅影响学生的学习成绩，并影响人们的认知、操作效率和活动水平。个体注意能力的高低主要体现在注意的以下基本品质方面，即注意的广度、注意的稳定性、注意的分配和注意的转移。

一、注意广度的检查

　　数字距，尤其是倒叙数字距，是检查注意广度的常用检查方法。该检查是患者根据检查者的要求，正向复述或逆向复述（倒叙）逐渐延长的数字串的一种测试方法（表 5–4）。

表 5-4　数字距检查表

数字串	分值（分）
3-7	2
9-6	2
7-4-9	3
5-8-2	3
8-5-2-7	4
6-1-3-2	4
2-9-6-8-3	5
1-7-4-6-2	5
5-7-2-9-4-6	6
3-5-1-7-2-8	6
2-4-9-5-1-6-3	7
3-7-1-8-6-2-9	7
6-5-1-3-9-4-8-7	8
3-9-8-2-5-1-4-7	8
7-2-8-5-4-6-7-3-9	9
3-1-6-7-8-2-4-9-5	9

（1）测验通常从 2 位数开始，患者按照检查者所给予的数字顺序进行复述，每一个水平做两次检查，即同一数字距水平测试两组不同的数字，两次检查中任意一次通过即可。一个水平的检查通过后进入下一水平的测试，如两次均失败则检查结束。检查结果取最后通过的数字串水平。 （2）在没有失语或智力低下的情况下，正向复述数字距为 7±2，逆向复述数字距为 6±2 为正常。对于有文化的年轻人，正向数字距至少为 6 个，逆复述可达 5 个。而对于老年人或文盲，正向数字距达到 5 个应属于正常。

二、注意稳定性的检查

1. 划消测验：给患者一支笔，要求其以最快的速度准确地划掉指定数字或字母。例如，请按从左至右，从上至下的顺序划掉数字 3：

72381369520543732579281542349360583427695131563286730

95034537239425928739630759834957731259354730532740120

65875341363590472394529536093921483950504903437259540

2593650959503472594529630854313652879039683416523873

8543725953695743542965745943051392583726308342963080

3451325942956037595837751239547025745934036341623879

患者操作完毕后，分别统计划消正确与错误的数字，并记录划消的时间。根据下列公式计算患者的注意持久性或稳定性指数，并作为治疗前后自身比较的指标。

$$注意的持久性指数=（总查阅数字/划消时间）$$
$$\{（正确划消数字–错误划消数字）/应划消数字\}$$

2. 连续减 7 或倒背时间、成语：由于许多正常老年人和大脑左半球局灶性损伤的患者在做连续减 7 的算数题时都会出现错误，而 1 年有多少个月对所有人来说都是十分熟悉的，因此，倒数 1 年中的 12 个月是检查注意保持能力的较好方法，患者应快速无误地完成该项作业。如患者仍不能做，可让患者倒数 1 个星期的 7 天。

三、注意选择性的检查

由计算机呈现具有多个维度的视觉刺激，如形状、颜色、语义、空间分布等，要求被试者对某维度选择性注意，抑制其他具有干扰作用的信息。

四、注意转移的检查

即在不同任务间进行转换，如在加法和减法间转换，在形状和颜色间转换等。将转换总数和转换错误进行比较，并记录完成作业的时间。

五、注意分配的检查

声、光刺激同时出现，要求受试者对刺激作出判断和反应。

六、行为观察

主要是通过与患者的交谈来观察患者的谈话与行为。LOTCA 成套测验中根据观察患者在测试过程中的行为表现进行评分，具体评分方法如下。

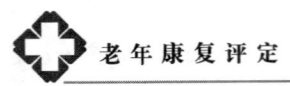

1分：很短的注意广度，集中注意力不超过5分钟，需要不断地重复指导语；

2分：能短期保持注意，能集中注意力达15分钟，需要重复某些指导语；

3分：注意集中轻度困难，需要重新调整注意和集中力才能完成检查；

4分：没有注意集中力的问题。

第三节　记忆力的评定

记忆（memory）是指能记住经历过的事物，并能在以后再现或回忆，或在它重新呈现时能再认识；或记住将来要实现的活动或意图。记忆的过程主要有信息的输入、加工、存储和提取。记忆分为瞬时记忆、短时记忆和长时记忆，其评定又分为言语检查和非言语检查。

一、瞬时记忆

1. 数字广度测验：方法同注意力广度检查。

2. 词语复述测验：先由检查者说出4个不相关的词，速度为每秒1个词，随后要求受检者立即复述。正常者能立即说出3~4个词。检查中重复5遍仍未答对者为异常，表明存在瞬时记忆障碍。

3. 视觉记忆：可用画图的方法检查视觉图形记忆，方法是先出示4张图形卡片，受检者看30秒钟后将图卡收起或遮盖，然后立即要求受检者将图案默画出。图形不完整或各组成部分之间位置关系错误均属异常。

二、短时记忆及长时记忆

短时记忆评定可使用数字、语言、视觉测试，长时记忆评定一般采用 Wechsler 记忆评定"子试验"表，简称 WMS。

（一）言语检查

在瞬时记忆时所提及的4个无关词，可分别于1分钟、5分钟、10分钟后要求患者回忆。

（二）非言语检查

1. 视觉再现：通常采用 Rey-Osterrieth 复杂图形记忆测验（Rey-Osterrieth Complex Figure，ROCF）来测验被试者视觉记忆能力（表 5-5）。

首先让受检者临摹图案，在临摹 10~30 分钟后再根据回忆将图案重新画出来。检查者根据再现图形的完整性、准确性等因素进行评定，评分方法见表 5-5。

表 5-5　Rey-Osterrieth 复杂图形记忆测验计分方法

序号	内容	是否画出 是 1 分　　否 0 分	是否准确 是 1 分　　否 0 分
1.	左上角的十字		
2.	大长方形		
3.	对角线		
4.	长方形水平中线		
5.	长方形垂直中线		
6.	左边小长方形		
7.	小长方形上的直线		
8.	左上角四条平行线		
9.	右上方的三角形		
10.	右上短垂直线		
11.	有三点的圆		
12.	右下五条平行线		
13.	右侧的三角形		
14.	钻石型		
15.	右三角内的垂直线		
16.	右三角内的水平线		
17.	下侧中间的十字形		
18.	左下方的正方形		
总分			

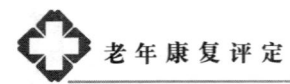

2. 新面容再认：测验由 20~50 个测验照片和 20~50 个起干扰作用的陌生人面部照片组成，每一张测验照片呈现 3 秒钟，然后将干扰照片和测验照片放在一起，请受检者挑出刚才出示的测试照片。

第四节　其他认知功能的评价

一、偏侧忽视的评估

偏侧忽视又称单侧忽略（unilateral neglect）、半侧空间忽略等，它是脑部损伤，尤其是脑卒中后最常见的行为认知障碍。其表现为对大脑损伤灶的对侧身体或空间物品不能注意，以及对该侧身体或环境所发生的变化不能作出相应反应或反应迟缓。其病变部位常在右侧顶叶、丘脑。

（一）Albert 线段划消测验

在一张 16 开白纸上均匀分布多条线段，每条线段长 2.5 厘米。请受检者在所看见的每一条线段上划一道。结果判断：不能够在所有线段上都划道，被划道的线段均偏在纸的一侧为阳性。

（二）绘图测验

检查者将画好的表盘或房子等，大致左右对称的图画出示给受检者，要求其临摹。也可以要求受检者在画好的圆圈内填写表盘上的数字和指针，要求指向 10 时 15 分。只画图形的一半或将表盘数字均填写在圆圈一侧者为异常。

二、执行功能的评估

执行功能是人类推理、解决和处理问题的能力，是人类的智力性功能的最高水平。是人类独立完成有目的、自我控制的行为所必需的一组技能，包括计划、判断、决策、不适当反应（行为）的抑制、启动与控制有目的的行为、反应转移、动作行为的序列分析等心智操作。评定方法如下。

（一）直接观察检查（ADL 检查）

对可疑有执行功能障碍的患者，在排除其肢体运动障碍的前提下，可要求其实际演示一些日常动作，如刷牙、洗脸、梳头、吃饭等，观察患者是否存在反复进行片段动作的情况。持续状态和不能完成序列动作者均为异常反应。

（二）简单操作动作检查

这类检查要求患者按要求或按照一定的顺序不断变换 2~3 种简单动作，以测验患者是否具有适当的反应抑制能力。缺乏这种能力者的表现通常是不能根据不同的刺激来变换应答，而是持续同一个动作，这是额叶损伤的典型表现。

1. 做相应动作测验

要求患者注意检查者的动作，并完成相应动作，共做 10 遍。可选择下列测验中的任一项来做。

（1）当检查者举起两个手指时，要求患者举一个手指；当检查者举起一个手指时，患者举起两个手指。

（2）检查者敲击一下桌底面（以避免视觉提示），要求患者举起一个手指；检查者敲击两下，患者不动。

完全模仿检查者的动作或反复持续一个动作者，均提示患者缺乏适当的反应抑制，不能按不同的刺激来变换应答。

2. 序列动作检查

（1）Luria 三步连续动作：要求患者连续做握拳→切→拍 3 个动作。即，握拳→把手的尺侧缘放在桌面上→手掌朝下平放在桌面上（图 5-1）。

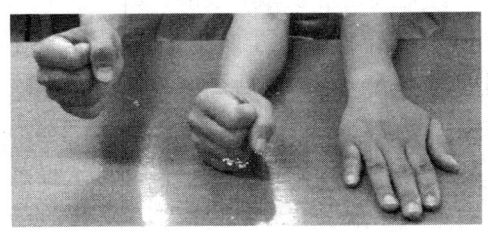

图 5-1 Luria 三步连续动作

（2）手的交替运动：检查者示范动作要求，同时完成一手握拳，另一只手五指伸展，然后两手动作交换，连续进行（图5-2）。

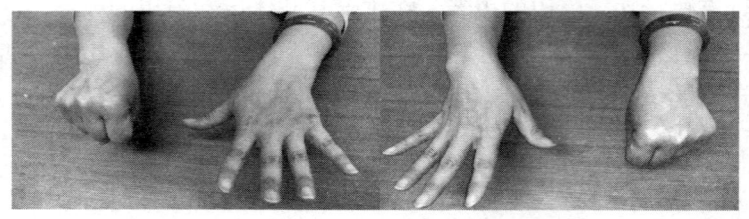

图5-2　手交替运动

（3）交替变换测验：要求患者复制由方波和三角波交替并连续组成的图形。如患者一直重复一个形状而不是交替变化，则为异常（图5-3）。

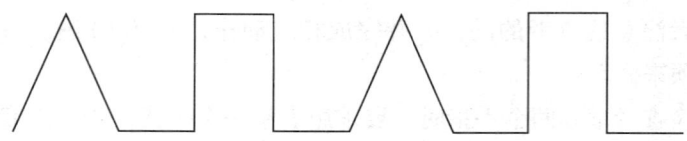

图5-3　交替变换测验

3. 威斯康星卡片分类测验（Wisconsin Card Sorting Test，WCST）

这是一种常用的客观的神经心理学测查，目前广泛用于大脑额叶的执行功能检测。临床常用于评定受试者的抽象概括、工作的记忆、认知转移等方面的能力，以便全面评定、客观、综合地反映被受试者的认知功能。该测试应用范围广，适用于各种职业、文化阶层及年龄段的正常或各种身心疾患者。

该测验在计算机上完成，共4张刺激卡和128张反应卡，卡片按照颜色类（红、黄、绿、蓝）、形状类（三角形、十字形、圆形、五角星形）和图形数字类（1、2、3、4）的不同而绘制。首先在屏幕上出现1个红三角，2个绿五角星，3个黄十字和4个蓝圆形的4张卡片。然后要求被试者根据这4张卡片对128张卡片进行分类，分类的顺序是按数字、形状、颜色、数字和形状类依次进行。操作时不把分类顺序的原则告诉被试者，只告诉其每一次选择是正确或是错误的。当完成正确分类6次或用完128张反应卡时测验结束。该测验通过对卡片的分类刺激额叶功能，直接测试被试者的抽象思维能力。需要注意的是：色盲患者不适合应用该测查（图5-4）。

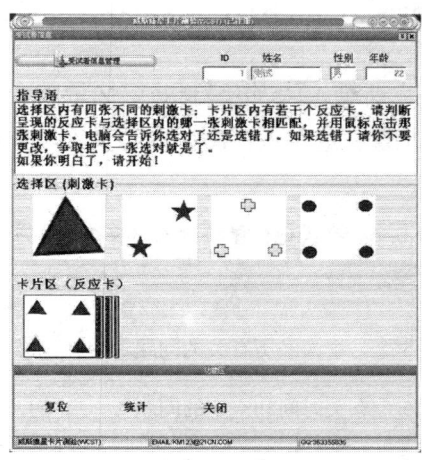

图5-4 威斯康星卡片分类测验程序界面

该测验共设13个测量指标，（1）完成测查的总应答数（Ra）：为128张卡片或是完成6个分类所用的应答数。（2）完成分类数（Cc）：测查结束后所完成的归类数。其值范围为（0~6）。（3）正确应答数（Rc）：测查过程中，提示正确的应答数目，即符合所要求应对原则的所有应答。（4）错误、应答数（Re）：测查过程中，提示错误的应答数目，即不符合所要求应对原则的所有应答。（5）正确应答百分数（Rc%）：即正确应答数所占总应答数的百分比。（6）完成第一个分类所需应答数（Rf）：完成第一个颜色分类（C）所需要的应答数。（7）概念化水平百分数（Rf%）：整个测查过程中，连续完成3~10个正确应答的总数，占总应答数的百分比。（8）持续性应答数（Rp）：应用"持续性原则"进行匹配的应答数。（9）持续性错误数（Rpe）：既是持续性，又是错误的应答。（10）持续性错误的百分数（Rpe%）：持续性错误占总应答数的百分比。（11）非持续性错误（nRpe）：总错误中减去持续性错误。（12）不能维持完整分类数（Fm）：整个测查过程中，连续完成5~9个正确应答的次数。（13）学习到学会（L-C）：只有完成3个或3个以上的分类才能计算，即相邻两个分类阶段错误应答百分数差值的平均数。

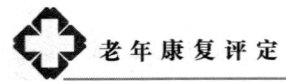

三、认知功能的成套评估方法

(一) 韦氏记忆测验 (wechsler memory scale)

美国心理学家 D.韦克斯勒 1945 年编制的记忆量表，是应用较广的成套记忆测验，使用于 7 岁以上儿童及成年人。测试内容及评分方法，见表 5-6。

表 5-6　韦氏记忆量表测试内容和评分方法

测试内容		内容	评分方法
A. 经历		5 个与个人经历有关的问题	每回答正确一题记 1 分，最高为 5 分
B. 定向		5 个有关时间和空间的问题	同上
C. 数字顺序关系	(A) 顺数，从 1 到 100	限时记错、记漏或退数次数	分别按记分公式算出原始分
	(B) 倒数，从 100 到 1	同 (A)	同 (A)
	(C) 累加，从 1 起每次加 3，至 49 为止	同 (A)	同 (A)
D. 再认卡片		每套识记卡片有 8 项内容，呈现给受试者 30 秒后，让其再认卡片	根据受试者再认内容与呈现内容的相关性分别记 2、1、0 分或 -1 分，最高分为 16 分
E. 图片回忆		每套图片中有 20 项内容，呈现给受试者 1 分 30 秒后，要求其说出呈现内容	正确回忆记 1 分，错误减 1 分，最高分为 20 分
F. 视觉提取		每套图片中有 3 张，每张上有 1~2 个图形，呈现给受试者 10 秒后，让其画出来	按所画图形的准确度记分，最高为 14 分
G. 联想学习		每套卡片上各有 10 对词，先读给受试者听，然后将每组词呈现给受试者 2 秒后停 5 秒，再读每对词的前一词，要求其说出后一词	5 秒内正确回答一词记 1 分，联想中的内容有困难和容易两种，3 遍测试的分相加后除以 2，然后再加困难联想分，其和即为测验总分，最高分为 20 分

（续表）

测试内容	内容	评分方法
H. 触觉记忆	一副槽板上有 9 个图形，让受试者蒙眼用利手、非利手和双手分别将 3 个木块放入相应的槽中。再睁眼，将各木块的图形及其位置默画出来	计时并计算正确回忆和位置的数目，根据公式推算出测验原始分
I. 逻辑记忆	3 个故事包含 14 个、20 个和 30 个内容。将故事讲给受试者听，同时让其看着卡片上的故事，念完后要求其复述	回忆每一内容记 0.5 分。最高分为 25 分和 17 分
J. 背诵数目	要求顺背 3~9 位数，倒背 2~8 位数	以能背诵的最高位为准，最高分数分别为 9 分和 11 分，共计 20 分

注：将 10 个测验的粗分（raw score）分别查粗分等值量表分表，然后转换为量表分（scale score）相加，即为全量表分。将全量表分按年龄组查全量表分的等值 MQ 表，可得到受试者的记忆商数（memory quotient，MQ）。以上量表中，测试 A~C 测长时记忆，测试 D~I 测短时记忆，J 测瞬时记忆。MQ 表示记忆的总水平。

（二）Rivermead 行为记忆测验法

英国牛津 Rivermead 康复中心于 1987 年编制了一套行为记忆测验法（the Rivermead Behavioral Memory Test，RBMT），该测试法设立了一些与日常生活关系密切的项目。RBMT 量表中包括记姓名、记被藏物、记约定、图片再认、路径即时回忆、路径延迟回忆、信封、定向、日期、照片再认、故事即时回忆、故事延迟回忆，共计 12 个分项。

RBMT 是为了能够发现日常记忆功能障碍，并在治疗记忆困难时能够观其变化而被开发出来的。其项目及检查步骤如下。

1. 记姓名：先给患者看一张照片，然后测试者说："他叫×××，请把名字复述一遍，并记住他的姓名，等会儿我再问你。"

2. 记被藏物品：选择一件患者带来的东西（避免贵重的），然后说"现在我把你的这个东西藏起来，等检查完了以后你向我要回你的东西，请记住它是什么东西，我藏在哪儿了。"

3. 记约定：测试者先告诉被测者，"我现在把闹钟定在 20 分钟后的位置，等铃响的时候，你就问我，'下次我什么时候再来'，明白了吗?"

4. 图片再认：先给被测试者一组图片（10 张图片，每张呈现 5 秒），请其一边看，一边记，同时说出它是什么，然后测试者讲："等会儿我再给你看图片，有的是你刚才看过的，有的是没看过的，请你告诉我哪张是看过的，哪张是没看过的。"

5. 故事即时记忆：测试者念一个小故事，请被测者注意听，并告诉他"等我念完了以后，请尽可能完整地重复我的故事"，然后开始念故事。

6. 图片再认：将第 4 步看过的图片（10 张）混入未看过的 10 张图片中，顺序是任意的。然后对被试者讲"现在我给你看一些图片，有的是你刚才看过的，有的是没看过的，请你告诉我哪张是看过的"，最后请患者再认。

7. 照片再认：先给被测试者看几个人的照片，请其注意看，并记住他们，等会儿还要辨认的。给被试者看 5 张照片，每张呈现 5 秒。

8. 路径即时回忆：测试者先告知被测者，现在我要在这屋子里走一下，带上这个信封，请注意我走的路线，等我完成了这套动作后，请你重复，现在开始。被试者坐在一个椅子上起立，拿桌上信封，走到门口→窗户→回到桌子→放信封→坐到椅子上。

9. 照片再认：将第 7 步看过的 5 张照片混入未看过的 5 张中，顺序是任意的。测试者告知"现在我给你看一些照片，有的是刚才看过的，有的是没看过的，请你告诉我哪张是看过的"。

10. 定向和日期：

    （1）今年是哪一年？

    （2）现在是几月份？

    （3）今天是星期几？

    （4）今天是几号？

    （5）我们现在在哪儿？

    （6）我们现在在哪个城市？

    （7）你多大年纪？

    （8）你是哪一年出生的？

    （9）现在我们国家的总理是谁？

    （10）现在美国的总统是谁？

11. 记约定：

    铃响时，若被测试者主动问预定时间，记 2 分。

    铃响时，若被测试者主动想起了有事儿，但忘了其内容记 1 分。

铃响时，经提示被测试者才想起问约定时间，记 1 分。

铃响时，经提示仍想不起要问什么，记 0 分。

12. 故事延迟记忆：测试者问，刚才我给你念的那个小故事，你还记得吗？现在请你再尽可能完整地把那个故事讲一遍。若被测者想不起来，检查者提示开头，并予以记录。

13. 路径延迟回忆：测试者问，你还记得刚才我在屋里走的路径吗？若记得，请你再按我刚才的顺序走一遍。若被测者没想起拿信封，予以提示："想一想，你应该拿什么？"若其不可能想起来，告知"应该拿上这个信封走"。

14. 记姓名：给被测者看第 1 步看过的照片，并问"你还记得这个人的姓名吗？"

15. 记被藏物品："这个检查到此为止。"检查者说完后等 5 秒。

16. 学习新技术：口述并示范一遍电子定时钟（或计算器）的使用方法，允许被测者试行 3 次。

RBMT 原始分使用兑换表（略）兑换成量表分，22~24 分为正常，17~21 分为轻度障碍，10~16 分为中度障碍，0~9 分为重度障碍。

（三）韦氏成人智力测验

1. 测试工具：修订韦氏成人智力量表（WAIS-RC），适用于 16 岁以上成人。

2. 测试内容：包括语言量表（Verbal Scale，VS）和操作量表（Performance Scale，PS）两部分，共 11 个分测验。各分测验的名称、题目类型和评分方法见表 5-7。

表 5-7　韦氏成人智力量表测试项目、内容和评分范围

	测试方法和名称	评分方法	所测能力
言语测验	知识 29 个题目，包括历史、地理、天文、文学、自然等知识	答对 1 题得 1 分，最高分为 29 分	常识的广度、长时记忆
	领悟 14 个题目，涉及社会风俗、价值观、成语等	根据回答的概括水平和质量每题记 2、1 或 0 分，最高分为 28 分	事物的观察、理解和判断
	算术 14 个心算题，要求记时问题	时限内答对 1 题记 1 分，后面 4 题提前完成且正确另加分，最高分为 18 分	数的概念和应用，解决注意集中和记忆

(续表)

测试方法和名称	评分方法	所测能力
相似性 11 对词，念给受试者听，要求说出每对词的相似性	根据回答的概括水平每题记 2、1 或 0 分，最高分为 22 分	理解、联想、综合和概括
数字广度 念给受试者听一组数字，要求顺背 3~12 位数，倒背 2~10 位数	以背出最高位数为记分数。最高顺背为 12 分，倒背为 10 分	瞬时记忆，注意集中
词汇 40 个词汇，如疲劳、丰收、准绳、笑柄等，念给受试者听，要求在词汇表上指出并说明其含义	根据在时限内回答的质量每词记 2、1 或 0 分，最高分为 80 分	词汇的理解和表达，早年的教育

	测试方法和名称	评分方法	所测能力
操作测验	数字符号 阿拉伯数字 1~9 个配一个符号，要求受试者给测验表上 90 个无顺序的阿拉伯数字配上相应的符号，限时 90 秒	每 1 正确符号记 1 分，符号倒转记 0.5 分，最高分为 90 分	学习的联想，视-运动
	图画填充 21 个图画，都缺失一个重要部分，要求说出缺失什么，并指出缺失部分	限时，正确回答 1 题记 1 分，最高分为 21 分	视觉组织，透视觉
	木块图案 要求受试者用 9 块红白两色的立方体木块按照木块测验图卡组合成图案（共 7 个图案）	限时内完成 1 个记 4 分，提前完成另加分，最高分为 48 分	空间知觉，抽象思维
	图片排列 把说明一个故事的一组图片打乱顺序后给受试者看，要求摆成应有的顺序（共 8 组图片）	限时内完成 1 组记 2 分，后面 3 组提前完成另加分，最高分为 38 分	逻辑联想思维的灵活性
	图形拼凑 把人体、头像等图形的碎片呈现给受试者，要求拼成完整的图形（共 4 个图形）	限时内完成按个图形标准记分，提前完成另加分，最高为 44 分	寻找线索和形成假说，坚韧性以及灵活性

3. 评分方法步骤：各分测验所得粗分从记录单上的粗分和等值量表分表可分别查得其量表分。6 个言语分测验的量表分相加为言语量表（VS）分；5 个操作量表分相加为操作量表（PS）分。VS 分与 PS 分相加为全（总）量表（FS）分。查相应年龄组的"总量表分得等值 IQ"表可得到受试者的言语智商（VIQ）、操作智商（PIQ）及总智商（FIQ）。

总智商说明受试者总的智商水平。韦氏量表的智力分见表 5-8。

表 5-8　韦氏量表得分及其智力分

智商	偏离均数的 PE	百分数（%）	智力等级
>130	+3	2.2	极超常
120~129	+2	6.7	超常
110~119	+1	16.1	高于平常
90~109	X±1	50.0	平常
80~89	−1	16.1	低于平常
70~79	−2	6.7	边界
<69	−3	2.2	智力缺损

（四）简式韦氏智力量表

韦氏智力量表测验需用时 1~2 小时，故临床上常以简式韦氏智力量表来代替。简式韦氏智力量表言语测验和操作测验只各做两项。

1. 言语测验

（1）一般知识测验：通过历史、地理、天文、文学、自然等知识测验，了解其言语理解、知识广度和长时记忆情况，如"人体的血管有哪几种？"

（2）相似性测验：出示一对词，让受试者找出其相似性，测试其抽象及概括能力，如"鸡蛋和种子有何相似性？"

2. 操作测验

（1）图画填充测验：出示缺少重要组成部分的图片（如人面部未画眉毛或耳朵），让受试者找出缺失部分，并填画，该测验主要测试视觉辨认、认知和视觉的综合能力。

（2）木块图案测验：用红白两色立方体 9 块，按图片分别组合成不同的平面图案，测试空间关系、视觉分析综合能力。

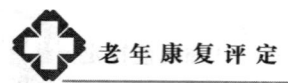

第六章　其他功能评定

第一节　心功能评定

老年患者常合并心脏、肺部疾病，对这类患者应进行心肺功能的评定，以便正确制定康复治疗方案。常用的评定方法如下。

一、基本概念

（一）摄氧量和最大摄氧量

摄氧量（oxygen uptake，$\dot{V}O_2$）是指单位时间内，机体摄取并被实际消耗或利用的氧量。通常以 L / min 或 ml /（kg·min）或 MET 表示。代谢当量（METs）是指每分钟每公斤体重的耗氧量，1 个 MET 相当于 3.5ml /（kg·min）。最大摄氧量（maximal oxygen uptake，$\dot{V}O_2$max）是指在进行有大量肌肉群参加的长时间剧烈运动中，当心肺功能和肌肉利用氧的能力达到本人极限水平时，单位时间内（通常以每分钟为计算单位）所能摄取的氧量，其数值取决于循环、呼吸、运动三大系统的生理功能及耦联活动。它的意义在于反映人体有氧代谢能力，反映心肺功能转运氧和二氧化碳的能力。

（二）摄氧效率斜率

1996 年日本学者 Baba 等在评价儿科心脏病患者的心肺储备功能时，应用了一项新的指标，即摄氧效率斜率（oxygen uptake slope，OUES）。他们根据实测数据在图中的分布，采用了对数曲线拟合的方法来分析递增负荷运动中摄氧量（$\dot{V}O_2$）与每分通气量（$\dot{V}E$）之间的关系。OUES 即取自于回归方程 $\dot{V}O_2$=a X log10VE+b，其中 a 代表 OUES，b 为常数。也就是说，可以根据在运动试验中实际测得的摄氧量，每分通气量，再根据回归方程得出 OUES 值的大小。OUES 的值与心肺功能成正比，其值越大，心肺功能也就越强。OUES 是一个在亚极量运动强度下评价客观心肺功能，适用于年龄偏小或偏大的人群。但由于指标出现时间较短，相关研究还不够成熟，有待进一步完善。

（三）个体乳酸阈和呼吸商

无氧代谢率（anaerobic threshold，AT），即个体乳酸阈，是指当运动负荷达到极量后，组织对氧的需求超过了循环所能提供的供氧量，因而组织必须进行无氧代谢以提供更多的能量。开始出现无氧代谢时的阈值称为无氧代谢阈，这时的突出表现是，虽然氧耗量仍在随运动量和运动时间而线性上升，但通气量（$\dot{V}E$）、二氧化碳排出量（$\dot{V}CO_2$）和血清乳酸水平（HLa）会成脱离原来直线上升趋势而突然骤升，尤其是血清乳酸水平会陡然上升。AT 是运动心肺功能检测中一个非常重要的指标，常用于评价机体有氧代谢能力，其值越高说明有氧代谢能力越好。个体乳酸阈测试评价方法分为有创法和无创法两种。有创的方法通过测定血乳酸来评定，通常以乳酸浓度达到 4mmol / L 时对应的运动强度、功率、耗氧量或 $\dot{V}O_2$max 来表示。也可以通过测试安静、各级运动负荷后即刻、运动后 2、5、8、10、15、18 分钟的血乳酸值，绘制曲线确定个体乳酸阈。

呼吸商（respiratory exchangeratio，RQ 值）又称呼吸交换率，是机体摄氧量与二氧化碳排出量的比值（RQ=$\dot{V}CO_2$/ $\dot{V}O_2$），为运动时利用何种物质为能量来源的指标（完全脂肪供能的情况下，RQ=0.7；由氨基酸供能时，RQ=0.8）。在一般强度不是很大的运动中，主要是糖与脂肪的混合供能，RQ 通常只有 0.85 左右；随着运动强度的增大，糖供能的比例不断增加，RQ 值为 1 时，表明已全部由糖供能；若大于 1 则表明二氧化碳有了额外的增多，意味着能量主要由无氧代谢供给，故 RQ 值为 1 时的运动强度，即为个体乳酸强度。AT 的检测对耐力的评定、训练强度控制、运动处方制定有重要的价值。

（四）氧脉搏

氧脉搏（oxygen pulse）是指心脏每次搏动输出的血量所摄取的氧量，即每分摄氧量除以每分心率。摄氧量等于心输出量（心率×每搏输出量）乘以动静脉血氧差，故氧脉搏等于每搏输出量×动静脉血氧差。氧脉搏越高说明心肺功能越好、工作效率越高。因此氧脉搏是评估心脏输送氧气至周边组织的效率的最佳指标。如果个体外周组织摄氧能力正常，则氧脉搏可以代表每搏心输出量的能力，

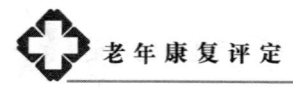

即可间接推测左心室功能的好坏。

(五) 血压

体循环动脉血压简称血压（blood pressure，BP）。血压是血液在血管内流动时，作用于血管壁的压力，它是推动血液在血管内流动的动力。心室收缩，血液从心室流入动脉，此时血液对动脉的压力最高，称为收缩压（systemic blood pressure，SBP）。心室舒张，动脉血管弹性回缩，血液仍慢慢继续向前流动，但血压下降，此时的压力称为舒张压（diastolic blood pressure，DBP）。正常人运动中收缩压均会升高，舒张压会下降，然而运动中收缩压过度增高提示血管内皮功能障碍，可作为血管功能下降的早期预警提示。通过监测运动后恢复期血压变化情况，可以反映机体的恢复能力。

(六) 心率

心率（Heart Rate），即心脏每分钟跳动的次数，是最常用、最简单且容易测得的可以反映运动强度的指标。根据个体乳酸阈时的心率值，确定有氧运动和无氧运动的临界心率值，进行康复训练指导，界定出受试者适合心肺训练的心率范围，用心率这个直观的指标指导临床制定运动处方、指导锻炼，并根据恢复期心率变化评定机体的恢复能力。

二、心功能评定方法

(一) 心功能分级

依据美国纽约心脏病协会（NYHA）分级，一般将心功能分为四级，心衰分为三度（按 NYHA 分级略加增补）。

Ⅰ级：体力活动不受限，日常活动不引起过度的乏力、呼吸困难或心悸。即心功能代偿期。

Ⅱ级：体力活动轻度受限。休息时无症状，日常活动即可引起乏力、心悸、呼吸困难或心绞痛。此亦称Ⅰ度或轻度心衰。

Ⅲ级：体力活动明显受限，休息时症状轻，日常活动即可引起上述症状。此亦称Ⅱ度或中度心衰。

Ⅳ级：不能从事任何体力活动，休息时亦有充血性心衰或心绞痛症状，任何体力活动后加重。此亦称Ⅲ度或重度心衰。

（二）脉搏检查法

训练前后分别检查每分钟的脉搏次数，凡出现下列任何一种情况：（1）静息时（即训练前）脉率>100次/分；（2）训练中出现明显头晕、胸闷、心悸、呼吸困难、面色苍白和冷汗等；（3）训练中脉率>140次/分，或出现严重心律失常；（4）训练结束，休息2分钟后脉率仍超过训练前10次/分以上者，应暂停该项训练。

（三）运动试验

运动试验如6~12分钟步行试验、踏车运动试验和固定跑台运动试验等，主要用于心血管疾病的康复评定。

1. 运动试验的目的

运动实验的目的是定量评定下列参数的改变：（1）机体需氧代谢能力（即最大耗氧量，$\dot{V}O_2max$）；（2）血流动力学的变化，即心率、收缩压和舒张压的反应；（3）临床症状和体征，如心绞痛等；（4）心电功能变化，特别是室性和室上性心律失常、S–T段位移。

2. 运动试验分类

根据运动试验的条件和目的不同，有多种运动试验方案。（1）按运动量分类，有极量运动和次极量运动（亚极量运动）；（2）按运动时相分类，有连续运动和间歇运动；（3）按运动功率改变方式分类，有递增功率运动和恒定功率运动；（4）按运动器械分类，有功率自行车和平板运动；（5）按肌肉收缩和运动类型分类，有等容型、等张型、有阻抗型（等容型和等张型的结合类型）3种。

一个健康人，当运动负荷达到一定极限后，通常即使再用力，其摄氧量也不会增加太多，即达到所谓摄氧曲线的平台状态。这时的摄氧量称为最大摄氧量。达到最大摄氧量时的运动即称为极量运动。它的具体标准：（1）动脉血 HCO_3^- 降低4mmol/L；（2）pH下降<7.35，除非受试者运动试验前为碱血症；（3）尽管功率增加，$\dot{V}O_2$ 不再增加；（4）R值（$\dot{V}CO_2 / \dot{V}O_2$）上升>1.09。（1）（2）两项

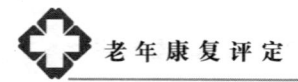

指标需要运动前后即时血气标本。如无血气标准则参考（3）（4）项。

所谓"次极量运动"，是指运动时心率达到预期最大心率的 70%~85%（此时称为"靶心率"）或者耗氧量达到最大耗氧量的 60%~80%时的运动。需要特别指出的是，心脏病患者常常会服用使心率减慢的药物，这时的次极量运动必须改用耗氧量作为指标。通常最大耗氧量的 80%大约相当于最大心率的 85%。

最大心率是指年龄标准化的最大心率。在美国通常以下述公式计算：

220–当年年龄=年龄最大预期心率（Bruce RA，1973）

或：

215–（0.66×当年年龄）=年龄预期最大心率

（Naughton，JP，hellerstein HK and Mohler IC，1973）

3. 运动试验在临床中的应用

运动试验可提供有关呼吸系统、循环系统及气体代谢等大量指标，各指标分别具有不同的临床意义。运动试验在临床上的广泛开展已有数十年历史，目前运动试验在临床的应用主要包括：（1）评价运动受限的病理生理、功能损害的严重程度；（2）呼吸困难的鉴别诊断（心、肺、肺血管等）；（3）评定心血管和肺疾患治疗方式的效果；（4）评估外科大手术的危险性及预后；（5）评估器官移植生存潜能（心脏移植、肺移植等）；（6）康复医学运动处方个体化制定；（7）运动医学、运动计划、训练方案的制定；劳动力评定。

4. 常用的运动试验

功率负荷的表示方法有 3 种。（1）功（Work）：表示为 kg·m（KPM，1KPM=移动 1 千克重物，垂直距离为 1 米时克服重力所做的功）。（2）功率（Power）：即单位时间的功，以 watt 表示，1watt=6.12KPM／min。（3）能量：用摄氧量（$\dot{V}O_2$）表示，单位是 L／min 或 ml／min。

（1）功率自行车

功率计踏车是连接功率计的踏车，包括机械型踏车与电子型踏车。目前普遍应用的是电子型踏车。增加功率的方式有阶梯式递增与斜坡式递增。踏车的功率单位用电功率计表示为瓦（Watt，W），转速维持 40~70（rpm）。在限定踏车速度40~80rpm 时，运动功率可被准确测量出（1w=6kpm）。

以前，功率自行车的具体试验方案是：第一阶段为热身阶段，3 分钟无功率负荷或低功率负荷；第二阶段为运动阶段，按 25w / 2~3min 的速度阶梯式递增直到运动终止；第三阶段为恢复阶段，即进行短暂的无功率负荷或低功率负荷恢复。

目前，ATS / ACCP（美国胸科协会 / 美国胸科医师协会）建议踏车递增功率的方案是：静息 3 分钟，无功率踩车 3 分钟，运动增加阶段（5~25W / min），直至出现终止指征。在健康受试者中，可估计增加的功率，功率增长阶段的持续时间为 8~10 分钟。$\dot{V}O_2$-W 关系，在增长阶段大致趋于直线，$\dot{V}O_2$ 大概递增 10ml / (min·w)。为获取 $\dot{V}O_2max$，假设 $\dot{V}O_2$（10 分钟）=预计的 $\dot{V}O_2max$，所以运动增加 10 分钟后 $\dot{V}O_2$ 的递增公式为：$\dot{V}O_2$（t=10mins）=$\dot{V}O_2unl$+（10-r）×10×S。

S 的简化公式：S=（$\dot{V}O_2max$-$\dot{V}O_2unl$）/ 92.5。（$\dot{V}O_2unl$：无功率时踏车预计 $\dot{V}O_2$；r：$\dot{V}O_2$ 的时间常数；S：每分钟增加功率的斜率；$\dot{V}O_2max$：最大 $\dot{V}O_2$）。

其中，r 是对功率逐步递增的 63% 反应所需时间，大约是 0.75 分钟，年轻受试者较短，老人或慢性病患者较长。公式计算应建立在临床诊断和受试者体能状况的基础上，若体能状况好，递增功率最高可达 25~30W / min；若体能状态不佳，最低可选择 5W / min。由于功率自行车测试相对少地依赖体重，这个方案可以针对不同体重的人使用。ATS / ACCP 认为，新的功率递增方案，可同时应用于功率自行车及平板当中。

（2）平板试验

平板试验是在活动平板（跑台）上进行定量运动测试。平板试验的方案有 Bruce、改良 Bruce、Balke、改良 Balke、kattus、Ellestad、Naughton、改良 Naughton、Harbor 等方案。常用的有以下几种。

1）Bruce 方案：0 级为 1.0mph、5% 坡度，1 级为 1.7mph、10% 坡度，2 级为 2.5mph、12% 坡度，3 级为 3.4mph、14% 坡度，4 级为 4.2mph、16% 坡度，各级运动 3 分钟（mph 为英里 / 小时，1 英里=1.609 公里）。

2）改良 Bruce 方案：0 级为 1.6kmph、5% 坡度，1 级为 2.7kmph、10% 坡度，2 级为 4.0kmph、12% 坡度，3 级为 5.4kmph、14% 坡度，4 级为 6.7kmph、16% 坡度，5 级为 8.1kmph、18% 坡度，6 级为 9.4kmph、20% 坡度，7 级为 10.8kmph、22% 坡度，8 级为 12.1kmph、24% 坡度，各级运动 3 分钟（kmph 为公里 / 小时）。

3）Balke 方案：速度固定（3.4mph），坡度从 0 开始，每分钟增加 2.5% 坡度，直至精疲力竭。

4）改良 Balke 方案：1 级为 1mph、坡度 0%，2 级为 2mph、坡度 0%；此

后，速度固定（2mph），3 级坡度为 2.5%，4 级坡度为 5.0%，5 级坡度为 7.5%，6 级坡度为 10.0%，7 级坡度为 12.5%，8 级坡度为 15.0%，9 级坡度为 17.5%，10 级坡度为 20.0%，各级运动 1~2 分钟。

5）kattus 方案：坡度固定为 10%，在 1mph、1.5mph 以及 2mph 不同速度上各运动 3 分钟。Bruce 方案的优点是大多数受试者不能达到最后一级，缺点是功率递增速度较大，影响 $\dot{V}O_2max$ 的准确测量，所以目前大多使用改良 Bruce 方案。ATS / ACCP 关于 Balke 运动方案，要求速度保持在 3.3mph，每分钟坡度增加 1%。改良 Balke 方案，功率阶梯状递增方式按 MET 水平均匀增加，比较合理。心衰患者使用改良 Naughton 方案，每 2 分钟大概增加功率 1MET（$3.5mlO_2 / kg / min$）。总之，方案的选择应基于测试目的而采用个体化，适当的运动方案应建立在患者身体状况基础上，使其运动持续 8~12 分钟。

（3）6 分钟步行试验

6 分钟步行试验是一种简单易行、安全、方便的试验，用以评定慢性心衰患者的运动耐力测试。方法是在平坦的地面画 30 米直线，两端各置一座椅，受试者沿直线尽可能快速来回行走，直到 6 分钟时停止，测量步行距离。在做本试验时需注意，正式行走前可先试走 2 次，之后休息 1 小时再行走 2 次，如果 4 次行走距离的差距小于 10%，则以 4 次结果的平均值为准，否则再增加 1 次。沿直线行走时尽可能快，避免快速转身和走环形路线。试验中测试者不能干扰受试者，应使用鼓励性语言。如 6 分钟内受试者出现疲乏、头晕、呼吸困难、发汗、颜面苍白，立即停止试验。试验中备用硝酸甘油等抢救药品。若 6 分钟步行距离<150 米，表明重度心功能不全，150~425 米为中度，426~550 米为轻度心功能不全。本试验除用于评价心脏的储备功能外，还用以评价心衰治疗的疗效。

该检查的优点在于需用的设备少，结果重复性好，常用于不适宜平板或者踏车运动、严重虚弱患者，而且结果与功能状况、最大运动试验耗氧量相关；与步行距离呈显著正相关，能预测公斤耗氧量，可用来评价心肺功能中度至严重受损患者的运动耐量。

（4）12 分钟步行试验

库珀 12 分钟步行测试，方法在每隔 50 米插有明显标志的 400 米田径跑道上进行，要求受试者在 12 分钟内，尽可能走更远的距离。

（5）20 米往返跑测试

在开始测试前，用英国产的 20-MST 录音带校正信号对录音机的走带速度进行校正，确保走带速度的误差控制在 1s / min 范围内。20-MST 测试在塑胶跑道上进行，用单音"嘟"控制完成每一段 20 米跑的时间（速度）。在预先设定好的间隔节奏控制下，受试者在两端划有端线、长度 20 米的跑道上，以踏上或踏过端线为标准，按规定时间往返跑完每段 20 米的距离。20-MST 测试的起始速度为 8km / h，每分钟递增 0.5km / h，用连续 3 声的"嘟"8km / h 提示受试者加速进入更高一级跑速。当受试者经反复鼓励，连续 3 次不能在规定时间内按要求踏上或踏过端线，或感到确实无法坚持运动时停止测试。受试者能完成的最高速度被称为最大有氧速度（Maximal aerobic speed，MAS）。按以下公式计算最大有氧速度：

$$MAS=8+0.5×所达到的最高级别$$

（6）台阶测试

台阶测试是在一定的台阶高度做规律的上下运动，对人体施加一定的运动负荷，利用持续的运动时间和负荷后的心率恢复速度的比例关系，计算得出台阶评定指数，用以评定人体的心血管机能水平。方法为受试者站立在台阶前方（男子台阶为 30 厘米，女子台阶为 25 厘米），按照节拍提示音上下台阶。即从预备姿势开始，当听到第一响声时，一只脚踏在台上；第二响时，踏台腿伸直另一只脚上，成台上站立；第三响时，先踏台的脚下来；第四响时另一只脚下地还原成预备姿势。连续做 3 分钟，运动完毕后，立刻坐在椅子上测量运动后 1~1.5 分钟、2~2.5 分钟，3~3.5 分钟，1~1.5、2~2.5 和 3~3.5 分钟的心率（分别用 HR1、HR2 和 HR3 来表示），然后按照以下公式计算台阶指数：

$$台阶指数=蹬台运动时间（s）×100 / 2 /(HR1+HR2+HR3)$$

第二节　呼吸功能评定

一、基本概念

（一）基本肺容积和肺容量

基本肺容积包括潮气量、补吸气量、补呼气量和残气量 4 种。肺容量包括深吸气量、功能残气量、肺活量和肺总量 4 项。

（二）通气功能测定

通气功能测定包括以下 4 种：

1. 每分钟静息通气量；

2. 最大通气量；

3. 用力肺活量；

4. 呼吸功能障碍的评定。

临床上根据肺功能检查结果将呼吸功能不全分为基本正常、轻度减退、中度减退、重度减退 4 级（表 6-1）。

表 6-1　呼吸功能不全分级

分级	VC 实测 / 预计	MVV 实测 / 预计	FEV1%
基本正常	≥80%	≥80%	≥75%
轻度减退	60%~79%	65%~79%	60%~75%
中度减退	40%~59%	50%~64%	45%~59%
重度减退	≤39%	35%~49%	≤45%

二、老年人心肺功能自测法

老年人可通过以下试验对自己的心肺功能作出基本估价，以便及时做好预防保健工作。

1. 登楼试验：如果能顺利登上 3 楼而未感到明显的气促与胸闷，说明心肺功能良好。

2. 收缩压与舒张压的比值试验：舒张压（低压）与收缩压（高压）之比正常为 50% 左右，如果低于 25%，或高于 75%，说明心肺功能较差。

3. 血压与脉搏的乘积试验：收缩压与舒张压之和，再乘每分钟脉搏数，其积在 1300~2000 之间，说明心肺功能良好。

4. 血压、脉搏与体位改变试验：记录平卧时血压及脉搏次数，在 30~40 秒钟内较快地坐起再测量血压、脉搏，如果血压下降不到 10 毫米汞柱，脉搏加快 20 次以上，甚至出现恶心、呕吐、眩晕、出冷汗等现象，说明心肺功能很差。

5. 运动试验：原地跑步 2~3 分钟，脉搏增加到每分钟 100~120 次，停止运动后，如能在 5~6 分钟内脉搏恢复正常者，心肺功能正常。

较严重的高血压、心脏病患者，须在医生的监护下进行自测，以免发生意外。

第三节 平衡功能评定

平衡是人类的基本运动技能，平衡功能对于维持日常生活中的各种姿势，进行各种活动以及对外界干扰产生适宜的反应尤其重要。临床上，平衡是指人体处在的一种姿势或稳定状态下，以及不论处于何种位置时（如运动或受到外力作用时），能自动地调整并维持姿势的能力。前者属于静态平衡，后者属于动态平衡。力学上，平衡是指当作用于物体的合力为零时物体所处的一种状态。人体保持平衡处于一种稳定状态的能力与人体重心的位置和人体支撑面的面积有关。如果人体重心的重力线落在支撑面之内，人体就能保持平衡，否则人体将处于不平衡状态。

一、人体平衡功能的生理机制

维持人体平衡的机制十分复杂，迄今为止，尚未彻底阐明。一般认为，保持人体平衡的生理机制共有 3 个环节，即感觉输入，中枢整合，运动控制。感觉输入包括视觉、本体觉和前庭系统的信息输入。视觉信息由视网膜收集经视通路传入视中枢，提供周围环境及身体运动和方向的信息。本体觉由分布于肌肉、关节及肌腱等处的感受器（螺旋状感觉神经末梢）收集身体各部位的空间定位及肌紧张状态的信息，经深感觉传导通路向上传递。前庭系统包括 3 个半规管感知人体角加速度运动和椭圆囊、球囊（耳石器）感知的瞬时直线加速运动及与直线重力加速有关的头部位置改变的信息，经第四对颅神经进入脑干。3 种感觉信息在包括脊髓、前庭核、内侧纵束、脑干网状结构、小脑及大脑皮层等多级平衡觉神经中枢中进行整合加工，经运动纤维传出的冲动调整梭内肌纤维的紧张性，而经运动纤维发放的冲动调整骨骼肌的舒缩。头眼运动的反射中枢较低，反应较快；而随着运动的中枢较高，反应较慢。目前对平衡觉的输入、输出通路较清楚，对平衡觉皮层中枢定位尚不肯定，各级中枢相互联系及影响有待进一步研究

（图 6-1）。另外，视觉及本体觉在前庭功能障碍时所具有的代偿作用，以及两侧前庭相互间具有代偿作用使问题更加复杂化。

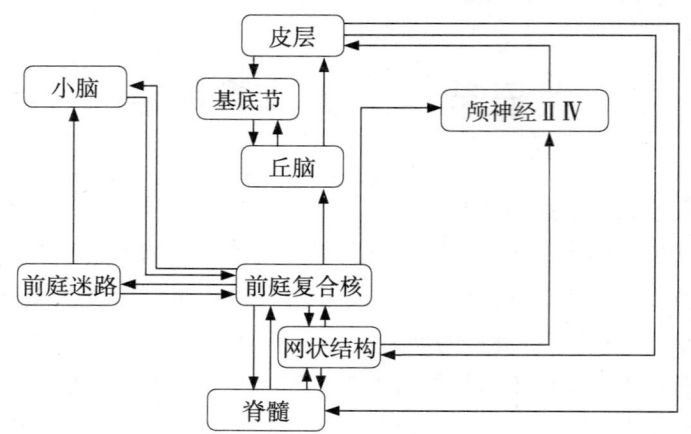

图 6-1 多种神经结构参与前庭刺激所产生的行为

头与躯体的运动，较高中枢的下行信号，视觉及本体感觉输入，兼可引起前庭系统的输入冲动（本图引自 Keshner 和 Cohen）。

二、平衡的分类

人体平衡可以分为两类，一类是静态平衡，即人体或人体某一部位处于某种特定姿势，如坐或站等姿势时保持稳定状态的能力；另一类是动态平衡。动态平衡包括两个方面：（1）自动态平衡，即人体在进行各种自主运动，如由坐到站或由站到坐等各种姿势间的转换运动时，能重新获得稳定状态的能力；（2）他动态平衡，即人体对外界干扰，如推、拉等产生反应、恢复稳定状态的能力。平衡的这种分类包括了人体在各种运动中保持、获得或恢复稳定状态的能力，具有一定的科学性和完整性。

三、平衡的控制

平衡控制是一种复杂的运动技巧，人体平衡的维持取决于以下 5 个方面。

（1）正常的肌张力，能支撑身体并能抗重力运动，但又不会阻碍运动。 （2）适当的感觉输入，包括视觉、本体感觉及前庭的信息输入。 （3）大脑的整合作用，对所接收的信息进行加工，并形成产生运动的方案。 （4）交互神经支配或抑制，使人体能保持身体某些部位的稳定，同时有选择的运动身体的其他部位。 （5）骨骼肌系统，能产生适宜的运动，完成大脑所制定的运动方案。以上各方面综合作用，使身体的重心落在支撑面内，人体即保持平衡，否则，人体就失去平衡，产生平衡功能障碍。

四、平衡评定的目的

平衡功能评定的主要目的有以下 5 个方面。 （1）确定患者是否存在平衡功能障碍。 （2）如果患者存在平衡功能障碍，确定引起平衡功能障碍的原因。 （3）确定是否需要进行药物或康复治疗。 （4）重复评定，以评定治疗手段是否有效。 （5）预测患者可能发生跌倒的危险性。

五、平衡评定的方法

平衡功能的评定有多种方法，康复医学中常用的有观察法、量表评定法以及平衡测试仪评定法 3 种。前两者为主观评定法，后者为客观评定法。

（一）观察法

常用的观察法有 4 种：

1. Romberg 检查法，又称"闭目直立检查法"。受检者双足并拢直立，观察其在睁、闭眼时身体摇摆的情况。

2. 单腿直立检查法。受检者单腿直立，观察其睁、闭眼情况下维持平衡的时间长短，最长测评时间为 30 秒。

3. 强化 Romberg 检查法。受检者两足一前一后、足尖接足跟直立，观察其睁、闭眼时身体是否摇摆，最长测评时间为 60 秒。

4. 评定在活动状态下能否保持平衡的方法。例如，坐或站立时移动身体、在不同条件下行走，包括脚跟碰脚尖行走、足跟行走、足尖行走、走直线、侧方向走、倒退走、走圆圈及绕过障碍物行走等能否保持平衡。

（二）功能性评定即量表评定法

1. Berg 平衡量表（Berg Balance Scale，BBS）

BBS 由 Katherine Berg 于 1989 年首先报道，最初用来预测老年患者跌倒的危险性。BBS 包括站起、坐下、独立站立、闭眼站立、上臂前伸、转身一周、双足交替踏台阶、单腿站立等 14 个项目，每个项目最低得分为 0 分，最高得分为 4 分，总分为 56 分，测试一般可在 20 分钟内完成。BBS 按得分可分为 0~20 分、21~40 分、41~56 分 3 组，其代表的平衡能力则分别相应于坐轮椅、辅助步行和独立行走 3 种活动状态。BBS 总分少于 40 分，预示有跌倒的危险性。

Berg 平衡量表内容如下〔请在对应的 （ ） 中记录得分〕

（1）从坐到站

指令：请站起来，尝试不用你的手支撑。

（ ）〔4 分〕不需要帮助独立稳定的站立。

（ ）〔3 分〕需要手的帮助，独立的由坐到站。

（ ）〔2 分〕需要手的帮助并且需要尝试几次才能站立。

（ ）〔1 分〕需要别人用最小的帮助来站立或保持稳定。

（ ）〔0 分〕需要别人用中度或最大的帮助来站立。

（2）无支撑的站立

指令：请在无支撑的情况下站好 2 分钟。

（ ）〔4 分〕能安全站立 2 分钟。

（ ）〔3 分〕在监护下站立 2 分钟。

（ ）〔2 分〕无支撑站立 30 秒。

（ ）〔1 分〕需要尝试几次才能无支撑站立 30 秒。

（ ）〔0 分〕不能独立站立 30 秒。

（3）无支撑坐位，双脚放在地板或凳子上

指令：双上肢交叉，保持坐位 2 分钟。

（ ）〔4 分〕能安全地坐 2 分钟。

（ ）〔3 分〕无靠背支持坐 2 分钟，但需要监护。

（ ）〔2 分〕能坐 30 秒。

（ ）〔1 分〕能坐 10 秒。

（　） 〔0 分〕无支撑的情况下不能坐 10 秒。

（4）从站到坐

指令：请坐下。

　　（　） 〔4 分〕轻松用手即可安全地坐下。

　　（　） 〔3 分〕需用手的帮助来控制下降。

　　（　） 〔2 分〕需用腿后部靠在椅子上来控制身体下降。

　　（　） 〔1 分〕能独立坐下，但不能控制下降速度。

　　（　） 〔0 分〕需别人帮助才能坐下。

（5）转移

指令：摆好椅子，让受检者转移到有扶手椅子上及无扶手椅子上。可以使用两把椅子（一把有扶手，一把无扶手）或一张床及一把椅子。

　　（　） 〔4 分〕需要手的少量帮助即可安全转移。

　　（　） 〔3 分〕需要手的帮助才能安全转移。

　　（　） 〔2 分〕需要语言提示或监护下才能转移。

　　（　） 〔1 分〕需一人帮助才能转移。

　　（　） 〔0 分〕需两人帮助或监护才能安全转移。

（6）闭目站立

指令：请闭上眼睛站立 10 秒。

　　（　） 〔4 分〕能安全地站立 10 秒。

　　（　） 〔3 分〕在监护情况下站立 10 秒。

　　（　） 〔2 分〕能站 3 秒。

　　（　） 〔1 分〕站立很稳，但闭目不能超过 3 秒。

　　（　） 〔0 分〕需帮助防止跌倒。

（7）双脚并拢站立

指令：请你在无帮助情况下双脚并拢站立。

　　（　） 〔4 分〕双脚并拢时能独立安全地站 1 分钟。

　　（　） 〔3 分〕在监护情况下站 1 分钟。

　　（　） 〔2 分〕能独立将双脚并拢，但不能维持站立 30 秒。

　　（　） 〔1 分〕需帮助两脚才能并拢，但能站立 15 秒。

　　（　） 〔0 分〕需帮助两脚并拢，不能站立 15 秒。

（8）站立情况下两上肢前伸距离

指令：将上肢抬高 90°将手指伸直并最大可能前伸。上肢上举 90°后将尺子放在手指末端。手指前伸时不能触及尺子。记录受检者经最大努力前倾是手指前伸的距离。如果可能，让受检者两上肢同时前伸以防止躯干旋转。

（　　）〔4 分〕能够前伸超过 25 厘米。

（　　）〔3 分〕能够安全前伸超过 12 厘米。

（　　）〔2 分〕能够前伸超过 5 厘米。

（　　）〔1 分〕在有监护情况下能够前伸。

（　　）〔0 分〕在试图前伸时失去平衡或需要外界帮助。

（9）站立位下从地面捡物

指令：请将你脚下的物体捡起。

（　　）〔4 分〕能安全容易地捡起拖鞋。

（　　）〔3 分〕在监护下能捡起拖鞋。

（　　）〔2 分〕不能捡起拖鞋，但能达到离鞋 2~5 厘米处且可独立保持平衡。

（　　）〔1 分〕不能捡起拖鞋，而且捡的过程需要监护。

（　　）〔0 分〕不能进行或进行时需要帮助他保持平衡预防跌倒。

（10）站立位下从左肩及右肩上向后看

指令：从左肩上向后看，再从右肩上向后看。检查者在受检者正后方拿个东西，鼓励患者转身。

（　　）〔4 分〕可从两边向后看，重心转移好。

（　　）〔3 分〕可从一边看，从另一边看时重心转移少。

（　　）〔2 分〕仅能向侧方转身但能保持平衡。

（　　）〔1 分〕转身时需要监护。

（　　）〔0 分〕需要帮助来预防失去平衡或跌倒。

（11）原地旋转 360°

指令：旋转完整 1 周，暂停，然后从另一方向旋转完整 1 周。

（　　）〔4 分〕两个方向均可在 4 秒内完成 360°旋转。

（　　）〔3 分〕只能在一个方向 4 秒内完成旋转 360°。

（　　）〔2 分〕能安全旋转 360°但速度慢。

（　　）〔1 分〕需要严密监护或语言提示。

（　　）〔0 分〕在旋转时需要帮助。

（12）无支撑站立情况下用双脚交替踏台阶

指令：请交替用脚踏在台阶／踏板上，连续做直到每只脚接触台阶／踏板 4 次。

（　　）〔4 分〕能独立、安全地在 20 秒内踏 8 次台阶。

（ ） 〔3分〕 能独立、安全踏8次台阶，但时间超过20秒。

（ ） 〔2分〕 能在监护下完成4次踏台阶，但不需要帮助。

（ ） 〔1分〕 在轻微帮助下完成2次踏台阶。

（ ） 〔0分〕 需要帮助预防跌倒/不能进行。

（13）无支撑情况下两脚前后站立

指令：将一只脚放在另一只脚正前方。如果这样不行，可扩大步幅，前脚后跟应在后脚脚趾前面（在评定3分时，步幅超过另一只脚长度，宽度接近正常人走步宽度）。

（ ） 〔4分〕 脚尖对足跟站立没有距离，持续30秒。

（ ） 〔3分〕 脚尖对足跟站立有距离，持续30秒。

（ ） 〔2分〕 脚向前迈一小步但不在一条直线上，持续30秒。

（ ） 〔1分〕 帮助下脚向前迈一步，但可维持15秒。

（ ） 〔0分〕 迈步或站立时失去平衡。

（14）单腿站立

指令：不需帮助情况下尽最大努力单腿站立。

（ ） 〔4分〕 能用单腿站立并能维持10秒以上。

（ ） 〔3分〕 能用单腿站立并能维持5~10秒。

（ ） 〔2分〕 能用单腿站立并能站立≥3秒。

（ ） 〔1分〕 能够抬腿，不能维持3秒，但能独自站立。

（ ） 〔0分〕 不能进行或需要帮助预防跌倒。

2. Tinetti 量表 （Performance-Oriented Assessment of Mobility）

Tinetti 量表由 Tinetti 于1986年首先报道，可用来预测老年人跌倒的危险性。此量表包括平衡和步态测试两部分，满分为28分。其中平衡测试部分共有10个项目，满分为16分；步态测试部分共有8个项目，满分为12分。Tinetti 量表测试一般需要15分钟，如果得分少于24分，表示有平衡功能障碍，少于15分，表示有跌倒的危险性。

3. "站起——走" 计时测试

"站起——走" 计时测试是由 Mathias 等于1986年首先报道。此方法是测试患者从坐椅站起向前走3米，然后折返回来的时间，并观察患者在行走中的动态平衡。得分为1分表示正常，2分表示极轻微异常，3分表示轻微异常，4分表

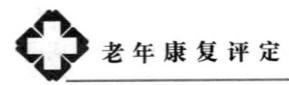

示中度异常，5分表示重度异常。如果受试者得分为3分或3分以上，则表示有跌倒的危险性。

4. 上田氏平衡反应试验评定法

此评定法是由日本学者上田敏提出，他将偏瘫患者的平衡能力从易到难分级予以评定，内容比较全面，可以评分，但尚未能标准化，只能以总分评价。受试者使用或者不使用支具均可，在硬垫子上进行试验；如不能独立保持检查姿势时，可辅助其检查姿势，在此基础上观察平衡反应。

5. Fugl-Meyer平衡能力评定法

（1）内容及评分标准

此方法是瑞典学者Fugl-Meyer对脑卒中患者运动功能评估的一个组成部分，可信度和效度均好，是定量评定方法。该方法包括从坐到站的平衡评定，内容比较全面，简单易行（表6-2）。

表6-2　Fugl-Meyer平衡能力测试与评分标准

测试项目	评分标准
1. 无支撑坐位	0分：不能保持坐位
	1分：能坐，但少于5分钟
	2分：能坚持坐5分钟以上
2. 健侧展翅反应	0分：肩部无外展或肘关节无伸展
	1分：反应减弱
	2分：反应正常
3. 患侧展翅反应	评分同第2项
4. 支撑站立	0分：不能站立
	1分：在他人的最大支撑下可站立
	2分：能平衡站立1分钟以上
5. 无支撑站立	0分：不能站立
	1分：不能站立1分钟或身体摇晃
	2分：能平衡站立1分钟以上
6. 健侧站立	0分：不能维持1~2秒
	1分：平衡站稳达4~9秒
	2分：平衡站立超过10秒
7. 患侧站立	评分同第6项

（2）评定方法及结果分析

无支撑坐位时双足应着地。检查健侧"展翅"反应时，测试者要从患侧向健侧轻推患者至接近失衡点，观察患者有无外展健侧上肢 90°以伸手扶持支撑面的"展翅"反应。同理，检查患侧"展翅"反应时，要从健侧向患侧轻推患者。7 项检查均按 3 个等级记分，评分标准见表 6-2，最高评分为 14 分。评分少于 14 分，说明平衡能力有障碍，评分越少功能障碍程度越严重。治疗前后的评分结果，可作为训练前后平衡能力变化的比较。

6. Carr 平衡功能评定法

此方法是澳大利亚学者 J.H.Carr 等提出的 MAS（Motor Assessment Scale）法的一个组成部分，MAS 是用以综合测评脑卒中患者的运动功能的定量方法。其内容共包括 8 项，每项 6 分，满分为 48 分。其中与平衡能力关系密切的有两项，即坐位平衡及从坐到站，共 12 分，分数越高，平衡功能越好。评定内容及评分见表 6-3。

表 6-3　Carr 平衡功能评定法

测试项目	评分标准
坐位平衡	
1. 必须有支撑才能坐（治疗师要帮助患者坐起）	1 分
2. 无支撑能坐 10 秒（不用扶持，双膝或双足靠拢，双足可着地支持）	2 分
3. 无支撑坐起，身体能很好地前移且体重分配均匀（重心在双髋处能很好地前移，头胸伸展，两侧均匀持重）	3 分
4. 无支撑能坐并可转动头及躯干向后看（双足着地支持，不让双腿外展或双足移动，双手放在大腿上，不要放在椅座上）	4 分
5. 无支撑能坐且向前触地并返回原位（双足着地，不允许患者抓依靠物，腿和双足不要移动，必要时支持患臂，手必须触到足前 10 厘米的地面）	5 分
6. 无支持坐在凳子上，能触摸侧方地面并回到原位（要求姿势同上，但患者必须向侧位而不是前方触摸）	6 分
从坐到站	
1. 需要别人帮助站起（任何方法）	1 分
2. 可在别人准备随时帮助下站起（体重分布均匀，用手扶持）	2 分
3. 可站起（不允许体重分布不均和用手扶持）	3 分
4. 可站起并伸直髋和膝维持 5 秒（不允许体重分布不均）	4 分
5. 坐—站—坐不需别人准备随时帮助（不允许体重分布不均，完全伸直髋和膝）	5 分
6. 坐—站—坐不需别人准备随时帮助，并在 10 秒内重复 3 次（不允许体重分布不均）	6 分

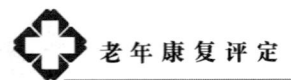

7. Brunel 平衡量表（Brunel balance assessment，BBA）

Brunel 平衡量表于 2003 年由布鲁内尔大学专门针对脑卒中患者设计的，该量表设计合理、清晰，具有简便性、灵活性、敏感性和可分析性。BBA 共分为三大领域，12 个条目。三大领域由易到难分别为坐位平衡、站位平衡、行走功能，各有 3、3、6 个条目，如坐位平衡这一领域包括坐位计时、独坐举臂、独坐取物 3 个条目。每个条目给予 3 次通过机会，根据受试者的完成情况记分，每通过 1 个条目计 1 分，未通过计 0 分，满分为 12 分（表6-4）。

表 6-4　Brunel 平衡量表

条目	动作要领	评估标准	分数
1. 坐位计时	坐位，无他人帮助，无后背支持，上肢可扶支撑台	维持时间≥30 秒	
2. 独坐举臂	坐位，无他人帮助，无后背支持，健臂全范围上举、放下	15 秒内完成次数≥3 次	
3. 独坐举物	坐位，无后背支持，平举健臂，伸手向前取物	取物距离≥7 厘米	
4. 站立计时	站立位，无他人帮助，上肢可扶支撑台	维持时间≥30 秒	
5. 站立举臂	站立位，无上肢或他人帮助，健臂全范围上举，放下	15 秒内完成次数≥3 次	
6. 站立取物	坐位，无上肢或他人帮助，平举健臂，伸手向前取物	取物距离≥5 厘米	
7. 跨步站立	站立位，无上肢或他人帮助，健足前跨，使健足足跟超过患足足尖水平	维持时间≥30 秒	
8. 辅助步行	无他人帮助，仅在助行器下辅助步行 5 米	完成时间≤1 分钟	
9. 跨步重心转移	站立位，无上肢或他人帮助，患足前跨，使其足跟位于健足足尖前，重心在患腿和健腿之间充分转移	15 秒内完成次数≥3 次	
10. 无辅助步行	无助行器或他人帮助，独立步行 5 米	完成时间≤1 分钟	
11. 轻踏台阶	站立位，无上肢或他人帮助，患腿负重，健腿踏上、踏下 10 厘米台阶	15 秒内完成次数≥2 次	
12. 上下台阶	站立位，无上肢或他人帮助，健足踏上 10 厘米台阶，患足跟上，然后健足踏下台阶，患足收回	15 秒内完成次数≥1 次	

（三）定量姿势图即平衡测试仪评定

1976 年 Terekhov 首先应用压力平板，即固定平板评定平衡功能，随后，这种平衡测试仪（即定量姿势图）不断改进并应用于平衡功能的评定。平衡测试仪主要由压力传感器、计算机及应用软件三部分组成。压力传感器可以记录身体的摇摆情况并将记录的信号转化成数据输入计算机，计算机在应用软件的支持下对接收的数据进行分析，实时描计压力中心在平板上的投影与时间的关系曲线，这就形成了定量姿势图。定量姿势图可以记录到在临床上不能发现的极小量的姿势摇摆，以及复杂的人体动力学、肌电图等模式，并且定量姿势图可以比较定量、客观地反映平衡功能，便于不同测试者之间进行比较。平衡测试仪包括静态平衡测试和动态平衡测试。

1. 静态平衡测试

静态平衡测试要求受力平台和显示器保持稳定，测定人体在睁眼、闭眼及外界视动光刺激时的重心平衡状态。其主要参数包括重心的位置（center of gravity，COG）、重心移动路径的总长度、面积、左右向和前后向的重心位移平均速度、重心摆动的功率谱、睁闭眼时的重心参数比值等。静态姿势图仅对静力时压力中心的变化情况进行描述和分析，以此了解平衡功能。

2. 动态平衡测试

动态平衡测试依据被测试者以躯体运动反应跟踪出现在显示器上的视觉目标，在被测试者无意识的状态下，支撑面移动（如前后、水平方向，前上、后上倾斜），或显示器及其支架突然摇动，测评受试者的平衡功能，了解机体感觉和运动器官对外界环境变化的反应能力及大脑感知觉的综合能力等。动态平衡测试的测试内容主要有感觉整合测试（sensory organization test，SOT）、运动控制测试（motor control test，MCT）、应变能力测试（adaptation test，ADT）和稳定性测试（limits of stability，LOS）等。动态平衡测试可以将影响平衡功能的三个感觉系统分别开来，从而能够进一步确定引起平衡障碍的原因并指导治疗。

3. 姿势应力性试验（postural stress test）

姿势应力性试验采用一滑轮重力系统，通过绳索向直立受检者腰部加不同的

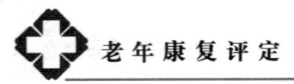

重力，用计分方法评定受检者保持静态直立体位的能力，间接反映了人体的稳定范围。

4. 站立反馈训练器 (standing feedback trainer)

站立反馈训练器由压力平板、反馈显示器、保护装置及控制器组成，用于测试和训练偏瘫患者的平衡功能。

六、平衡评定的临床应用

(一) 在神经科中的应用

无论是静态平衡仪还是动态平衡仪，在神经科中都有较大的实用价值，除了摆幅、摆速两类指标以外，频谱分析在神经科疾病的平衡功能检测中，也极为重要。例如，各种小脑性共济失调患者，除了摆幅、摆速及 Romberg 指数（睁、闭眼摆幅或摆速之比值）有明显变化以外，Friedreich 共济失调患者，在 0.1~1Hz 范围的功率谱较高；而小脑前叶病变性共济失调患者，在 2~4Hz 范围的功率谱较高。所以，静态平衡仪对小脑病变的平衡功能不仅有定量诊断价值，而且对其鉴别诊断也能提供重要线索。对帕金森病患者进行检测时发现，其睁眼摇摆在正常范围，闭眼时反应异常，受干扰的 EMG 检测潜伏时正常，但其反应方式无论在幅度、时程、时序上皆不合适，EMG 表现为强直性 (stiffness)，踝关节的角旋转变慢，腿部先期 (anticipatory) 姿势反应减少，这种反应缺如或减少的患者，平衡功能降低，易于跌倒。对帕金森病平衡障碍特点的了解，一方面可预测其摔倒风险，另一方面可相应制定提高平衡功能的治疗方案，同时监测病程及疗效。因脑血管病所致的偏瘫患者，当重心向偏瘫侧移动时，自主运动减慢而摇摆，重心也偏向健侧；在干扰时 EMG 上出现明显改变，协同肌联合收缩、不同步而紊乱；同时，对感觉及本体感觉的反馈监视能力也降低。在制定康复方案中要考虑到这些因素。

(二) 在耳鼻喉科中的应用

人们发现，老年周围性前庭功能障碍尽管已有代偿，但当维持身体平衡需躯干及髋部的运动参与时，或在视觉及本体感觉提供的信息不可靠而仅靠前庭系统提供信息时，其平衡功能明显减退，易于跌倒。

（三）在骨科中的应用

膝及踝关节处的肌力减退，则易于跌倒，腿外展功能可作为行走、上楼、起立等日常生活能力的重要指标，关节活动范围减少及强直可加剧平衡障碍，但维持平衡所要求的关节活动范围及肌力并不苛刻，仅极度虚弱的老年人关节活动范围及肌力降至极限时，这些因素才成为维持平衡的重要因素，图6-2中列出了相对肌力与功能状态的曲线关系。膝以下截肢患者的站立平衡检测表明，其摇摆增大，并更依赖于视觉系统维持平衡。这些结果使我们制定平衡功能康复方案更具针对性。

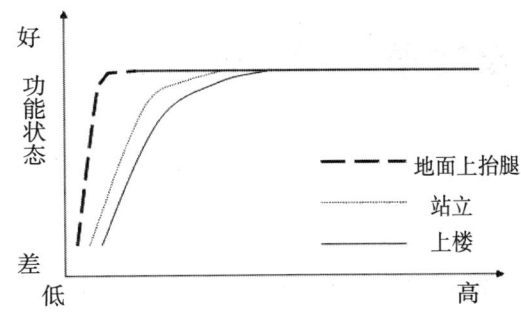

图 6-2　肌力与功能的曲线关系（引自 Buchner 和 Delaleur）

图中显示，在最小肌力阈值之下，功能缺损（这里指姿势不稳或摔倒）非常接近；而在阈值之上，肌力足以或超过非功能缺损的要求（在此为维持姿势稳定）。

（四）在老年病科中的应用

平衡功能检测在老年医学中的应用意义较大，特别是在探讨平衡功能与摔倒的关系方面应用较广。在静态平衡检测中其摆幅、摆速皆较年轻人增大。联合应用 EMG 的动态平衡仪进行研究发现，某些肌群收缩幅度变化明显，而肌激活潜伏期延长不太明显。运用活动压力平板时发现，其重心分布左右不对称，对不正确的反应抑制减少，在重复慢速、小幅度旋转时，摇摆范围增大（老年人为32~

36毫米，年轻人为21~24毫米），而在重复快速、大幅度平板旋转时，老年人与年轻人比较无明显差异。这些研究结果表明，老年人在维持平衡时更依赖于视觉系统，本体感觉对平衡功能也有明显影响，而前庭系统对平衡功能影响不明显，对干扰的反应方式年轻人主要以踝方式开始，而老年人需颈、背、腹肌参与，其整合中枢较高，反应较慢。肌力减退及关节活动范围降低，对老年平衡功能有重要影响。

（五）在其他方面的应用

病理性和医源性直立性低血压患者，摇摆明显，易于跌倒。精神科中的服用镇静剂者、精神错乱、注意力下降等皆可通过中枢机制影响平衡功能。

第四节　柔韧性评定

一、基本概念

柔韧素质是指人体关节在不同方向上的运动能力，以及肌肉、韧带等软组织的伸展能力。柔韧素质对掌握运动技术、预防受伤的预感性和可能性、保持肌肉的弹性和爆发力、维持身体姿态等方面都具有十分重要的意义。正确了解自己的柔韧性，并有针对性地加以锻炼，是一项重要的工作。如何评价一个人的柔韧性呢？现实生活中，通常采用坐位体前屈，这种方法可以测试你的腰部及大腿肌肉的柔韧性。但这个测试要借助"坐位体前屈"仪器。

二、常用柔韧性的评定方法

（一）坐位体前屈测量

1. 通常测量法

按照《中国成年人体质测定标准手册》的测量要求，即我国目前通用的测量方法进行坐位体前屈测量。以被试者的脚底面与体前屈测量计平板的结合处为测量成绩的起点，用手指推动滑标超过该起点距离来确定测量成绩滑标达不到起点时成绩为负值（图 6-3）。

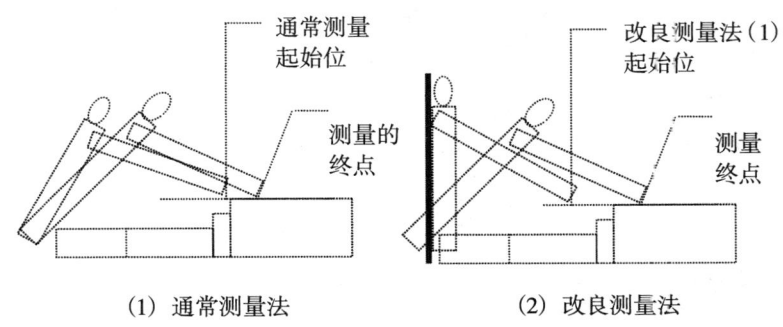

（1）通常测量法 　　　　　　　　　　（2）改良测量法

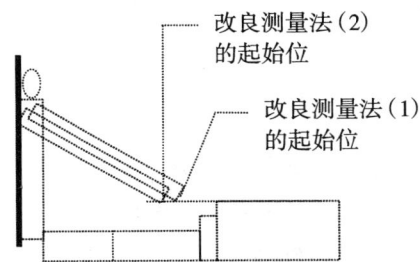

（3）改良测量法（1）与改良测量法（2）的区别

图 6-3 坐位体前屈测量示意

2. 改良测量法（1）

该测量是对体前屈测量计加以改造的一种方法，在坐位体前屈测量计的后部加一垂直面板，延长测量计的标尺。测量的预备姿势为，受试者的骶骨和两肩胛骨紧靠身后的垂直面板，保持耳眼水平位，两腿伸直，脚跟并拢，脚尖分开 10~15 厘米，脚底垂直面紧靠测量计平板，两手并拢，两臂和手伸直，自然地放在测量台上。以受试者放在测量台上的指尖处为测量成绩的起点，用手指推动滑标超过该起点的距离来确定测量成绩。其他要求和测量动作与通常测量法相同。

3. 改良测量法（2）

采用新测量法（1）的预备姿势，区别在于不是要求受试者手指自然地放在测量台上，而是要求受试者两肩锁关节在水平方向尽量地向后缩，带动整个上肢在水平方向尽量地向后移，然后再将手指放在测量台上，与改良测量法（1）相比较，改良测量法（2）的指尖位置更靠近身后的垂直面板〔图6-3（3）〕。以放在测量台上的指尖处为测量成绩的起点，用手指推动滑标超过该起点的距离来确定测量成绩。其他要求和测量动作与通常测量法相同。

4. 坐位体前屈的躯干前屈角度

采用量角器测量完成坐位体前屈动作时的肩峰点和大转子构成的平面与水平面的夹角。坐位躯干高为受试者所坐的底面与肩峰点的垂直距离，坐位下肢长为受试者身后垂直面板与脚底垂直面的距离，其他身高、体重、指距等指标与一般人体测量相同。

（二）老年人柔韧性评定

立位体前屈和坐位体前屈是用于测定髋关节及膝关节后侧韧带、肌腱及肌肉的柔韧性的常用方法，但对老年人下肢柔韧性的研究方法与对青少年的研究不能相同，鉴于老年人的生理和健康状况，不可能采用评价青少年柔韧性常用的"立位体前屈"，因为这种测试方法对患有高血压的老年人是比较危险的。而"坐位体前屈"需要老年人两腿水平放直，上体前俯，这在年轻人做起来没有任何困难，可老年人或者由于髋关节和膝关节后侧韧带、肌腱及肌肉的柔韧性较差，或者由于身体较胖、腹部较大者，完成起来也是非常困难的，甚至有的老年人无法完成。若强迫其完成就有造成下肢肌肉、韧带或肌腱拉伤的危险。我们在对165名60~89岁老年人能否完成"坐位体前屈"的可行性试验中发现，68.4%的老年人可以按照测试方法自主完成；27.2%的老年人可以勉强完成，测试后站立起来必须靠别人帮助；还有4.4%的老年人不能按照方法完成测试。

因此，在解决老年人下肢柔韧性的测试中，我们采用了两种测试方法。一种是CaiIIiet（1988）提出的一条腿的坐位体前屈测试方法（简称BSR方法）。其具体测试方法，被测试的老年人坐在地板上，一条腿伸直，伸直腿的足背屈（接近90°），另一条腿弯曲，足自然着地。骨盆和躯干保持正直位置，不能有侧转。在伸直腿侧放一个标尺，以伸直腿的足尖部为"0"点，当躯干和手臂前俯时，手中指指尖伸不到足尖部的为"负"值，手中指指尖超出足的部分为"正"值。以此数据表示伸直腿的柔韧性（图6-4）。第二种方法是采用Jones等（1998）提出的椅子坐位体前屈的方法测试下肢柔韧性（简称CSR方法）。这种实验的具体测试方法是，受试者坐在一把普通的没有扶手的椅子边上，将要被测试的腿伸直，足跟触地，且足背屈（接近90°），另一条腿自然弯曲，足底放置于身体侧面的地面上。测试时受试者慢慢向前屈髋关节，并尽可能保持躯干和头部正直位，不能侧转。在伸直腿侧放一个标尺，以伸直腿的足尖部为"0"点，当躯干和手臂前俯时，手中指指尖伸不到足尖部的为"负"值，手中指指尖超出足的部分为"正"值（图6-5）。

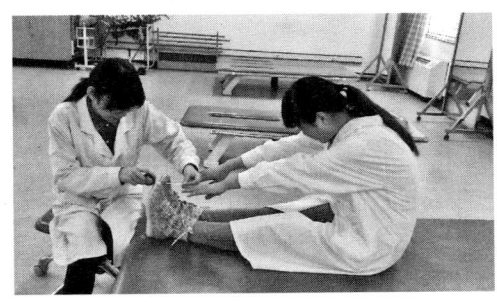

图6-4

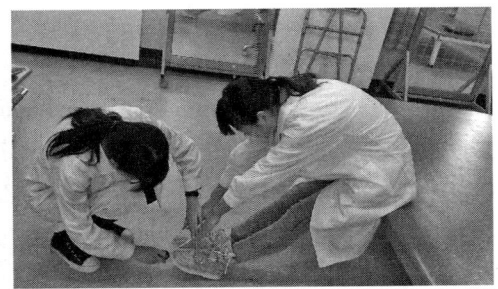

图6-5

（三）坐位体前屈测试中的注意事项

1. 仪器。应使用坐位体前屈测量计。

2. 测定方法。受测者坐在平坦垫物上，两腿伸直，脚跟并拢，脚尖分开10~15厘米，踩在测量计平板上，然后两手并拢，两臂和手伸直，渐渐使上体前屈，用两手指尖轻轻推动标尺上的游标前滑，直到不能继续前伸为止。测两次，取最好成绩，记录以厘米为单位，精确到小数点后1位。

3. 注意事项

（1）两臂前伸时，两腿不得弯曲。

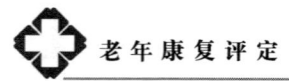

（2）推动游标时，手臂不能有突然前振的动作。

（3）游标未达零点为负值，记为"–"，超过零点为正值，记为"+"。

第五节　协调性评定

人体的协调性是完成平衡、准确和控制良好的运动的能力。协调性水平的高低既是评价一个人灵敏素质的主要表现特征之一，也是评价身体练习质量与效果的依据之一，还是准确完成动作的前提和动作经济性的保证。

一、协调性评定概述

（一）协调性评定的目的

协调性评定（Coordination assessment）的目的首先是评估肌肉或肌群共同完成一种作业或功能活动的能力，帮助制定治疗计划和确定治疗目标。其次为制定改善协调的运动疗法方案提供依据，帮助确立一些适应活动的方法，帮助选择能够促进行为或改善活动安全性的适应性仪器，确定药物或其他对协调运动的治疗方法。

（二）协调性评定的内容

评定的内容包括 5 项，即检查对抗肌群间逆转运动的能力，检查肌群共同协调完成运动控制的能力，评估测定或判断运动的速度和距离的能力，检查将肢体保持在某一位置上的能力，评估维持平衡和保持身体直立姿势的能力。

（三）协调性试验的分类

协调实验（Coordination test）可分为非平衡性（nonequilibrium）和平衡性（equilibrium），非平衡性协调试验（nonequilibrium coordination test，NCT）是评估身体不在直立位（站）时的姿势，平衡以及静止和运动的成分，这类试验包括对粗大和精细运动的检查。平衡性协调试验（equilibrium coordination test，ECT）是评估身体在直立位时的姿势，平衡及静和动的成分。

二、协调性评定的方法

1. 非平衡性协调试验

临床上常用的非平衡性协调试验如表 6-3。下表中的试验分为：

5 分——正常。

4 分——轻度障碍，能完成指定的活动，但速度和熟练程度比正常稍差。

3 分——中度障碍，能完成指定的活动，但协调缺陷极明显、动作慢，笨拙和不稳定。

2 分——重度障碍，只能发起运动而不能完成。

1 分——不能活动。

对各测验分别进行评分并记录。

表 6-3　非协调性平衡试验

试验名称	具体方法
1. 指鼻试验	让患者肩外展 90°，伸直肘，然后用食指尖指鼻尖
2. 指向他人手指的试验	患者与检查者面面相对，检查者将食指举在患者面前，让患者用他的食指尖触检查者的指尖，检查者可变换其食指的位置，以评估在距离、方向改变时患者的上述能力
3. 指对指试验	让患者双肩外展 90°，伸直肘，然后双手向中线靠近，一手食指和另一手食指尖对接
4. 交替指鼻和食指	让患者交替指鼻尖和检查者的食指尖，后者可改变方向和距离
5. 指对掌	让患者将拇指尖依次和其他各指的指尖接触，速度可逐步增加
6. 总抓握	交替用力握拳和充分伸张各指，速度可逐步增加
7. 旋前、旋后	上臂紧靠躯干，肘屈 90°，掌心交替向上和向下，速度可逐步增加
8. 反跳试验	患者屈肘，检查者被动伸其肘，让患者保持屈肘姿势，检查者突然释手，正常三头肌将控制前臂使之不向患者头部冲击，为免异常时前臂和手反跳击及患者头部，应加以防护
9. 轻叩手	屈肘，前臂旋前，在膝上轻叩手
10. 轻叩足	患者取坐位，足踏地，让其用脚掌部轻叩地板，膝不能抬起，足跟不能离地
11. 指示准确	患者与检查者相对面站或坐，检查者屈肩 90°，伸肘，伸出食指，患者的食指尖与检查者的相接触，让患者充分屈肩使上肢指向天花板，然后返回原处与检查者食指对准，异常时偏低或偏高，两手分别测试

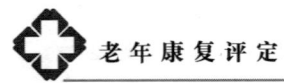
（续表）

试验名称	具体方法
12. 交替滑至膝、踝至趾	患者取仰卧位，让其用对侧下肢的脚后跟交替触一侧的膝和脚趾
13. 趾至检查者手指	患者取仰卧位，让其用脚趾触检查者手指，后者可改变方向和距离
14. 趾至胫	患者取仰卧位，一侧的踝在另一侧的胫前方上下滑动
15. 绘一圆	患者用上肢或下肢绘一圆字或"8"字，下肢进行时可用仰卧位
16. 固定或位置保持	患者将上肢保持在向前伸直水平位，下肢将膝保持在伸位

2. 平衡性协调试验

（1）临床上常用的平衡协调测验见表6-4。

各项的评分标准如下：

4分——能完成活动

3分——能完成活动，但为保持平衡需要较少的身体接触加以防护

2分——能完成活动，但为保持平衡需要大量的身体接触加以防护

1分——不能活动

表6-4　平衡协调试验

1. 在正常舒适的位置上站立
2. 双足并拢站立（窄支持基底）
3. 一足在另一足前方站立（一足触及另一足的足跟）
4. 单足站立
5. 站立，上肢交替放在身旁、头上方，腰部等
6. 出其不意地使患者离开平衡点（细心保护患者）
7. 站位，交替进行躯干前屈和返回原位
8. 站位，分别向每侧侧屈躯干
9. 沿直线走，一足跟直接在另一足趾之前交替向前
10. 沿直线走或沿地上的标记走
11. 向侧方走和向后走
12. 操正步走
13. 行走时变换速度（增加速度会加重协调难度）
14. 行走时突然停下和开始
15. 环形行走和变换方向
16. 用脚后跟或脚趾行走
17. 正常站位，观察患者睁眼和闭眼时的反应，若患者睁眼能站闭眼不成，意味着本体感觉丧失。闭目不能保持直立位为 Romberg 阳性

（2）东京大学康复部的方法。日本学者曾报道一种平衡试验，在评分项中，1分以上的项目评分不够明确，现略加修改后介绍如下（表6-5）。

表6-5　依总分进行评定的平衡试验

项目	分　值		
	1分	0.5±	0
1. 翻身	能	有把持时能	不能
2. 坐起	能	同上	不能
3. 保持坐位	稳定	稍推即不稳	不能
4. 保持手膝位	稳定	同上	不能
5. 在手膝位上做以下动作			
举起患手	持续3秒以上	持续3秒以下	不能
抬起患足	同上	同上	不能
举起健手	同上	同上	不能
抬起健足	同上	同上	不能
抬起患手及患足	同上	同上	不能
抬起患手及健足	同上	同上	不能
抬起健手及患足	同上	同上	不能
抬起健手及健足	同上	同上	不能
6. 从椅座位站起	能	有把持时能	不能
7. 取跪立位	能	同上	不能
8. 保持跪立位	能	同上	不能
9. 用膝行走	能	有把持时能，但稍推即不稳	不能
10. 在跪立位上将一膝立起	能	有把持时能	不能
11. 保持一膝跪位	能	稍推即不稳	不能
12. 由一侧跪位站起	能	不能	
13. 保持站立	能	不能	
14. 单腿站立	能	不能	
15. 单腿跳	能	不能	

表中10、11、12、13、14、15项需左右侧均试，各项总分相加后，分数越低表示障碍越严重。

（3）适用于脑卒中后偏瘫的方法。关于平衡障碍严重程度的分级，在脑卒中后偏瘫方面，可参考使用Semans资料提出的标准（表6-6）。

表 6-6　平衡障碍严重程度分级

级别	特征
V	能单腿站立
IV	能单腿跪立
III	一腿前一腿后站立时身体重心从后腿移向前腿
II-3	能双足站立
II-2	能双膝跪立
II-1	能手膝位站立
I	能在伸直下肢的情况下坐着
0	伸直下肢时不能坐

（4）适用于脊髓损伤的方法。对于能采取坐位的脊髓损伤患者，其平衡情况可采用下列的分级（表6-7）。

表 6-7　脊髓损伤患者平衡障碍的评定

级别	评判标准
IV级 优	对不甚强烈的推，有翻正反应，能保持平衡，但强力推时有不够稳定的现象
III级 良	两上肢向前上方举时，仍能保持平衡，但稍推即不稳定
II级 尚可	可采取坐位，但手不能上举，不能抗推
I级 差	能在极短时间内采取坐位，但不能维持
O级 不能	根本不能采取坐位

（5）感觉结构试验。平衡调节主要依赖躯体、视觉和前庭三种感觉，为区分平衡障碍因何种原因而引起的，Nasher 设计了感觉结构试验（the sensory organization test，SOT）。其原理是分别运用支持基底活动、遮闭眼睛的方法干扰躯体感觉或视觉，使机体在仅能靠前庭觉来调节平衡的情况下，观察前庭觉的调节功能。附加参照背景的同步运动（简称参照随动），使周围环境与支持基底同时移动，以免患者因周围环境（背景）不动而自身运动从而迅速觉察出自身的运动，进一步干扰患者的视觉（健康人受影响较小）。

图 6-6~ I：R 不动，E 张开，B 亦不动，患者调节平衡可依靠视觉和躯体感觉，如此时仍有失衡表现，表明躯体感觉、视觉有障碍。

图 6-6~ II：E 遮闭，B 不动，患者只能利用躯体感觉调节平衡，如此时有失

衡表现，表明躯体感觉有障碍。

图 6-6~Ⅲ：B 不动，E 张开，R 动，此时 E 虽张开但无效，患者仍主要靠躯体感觉调节平衡。如此时有失衡表现，亦表明躯体感觉有障碍。

图 6-6~Ⅳ：B 动，E 开，R 不动，患者只能靠视调节平衡，如此时仍有失衡表现，表明视觉有障碍，正常人在此情况下的摆动要比Ⅲ中的大。

图 6-6~Ⅴ：B 动，E 闭，患者此时只能靠前庭觉调节平衡，如此时仍有失衡表现，表明前庭觉也有障碍。

图 6-6~Ⅵ：B 动，E 开，R 亦动，此时受试者接受了来自躯体和视感觉的不准确信息，因为患者主要靠前庭觉维持平衡。如此时仍有失衡表现，表明前庭功能有障碍。

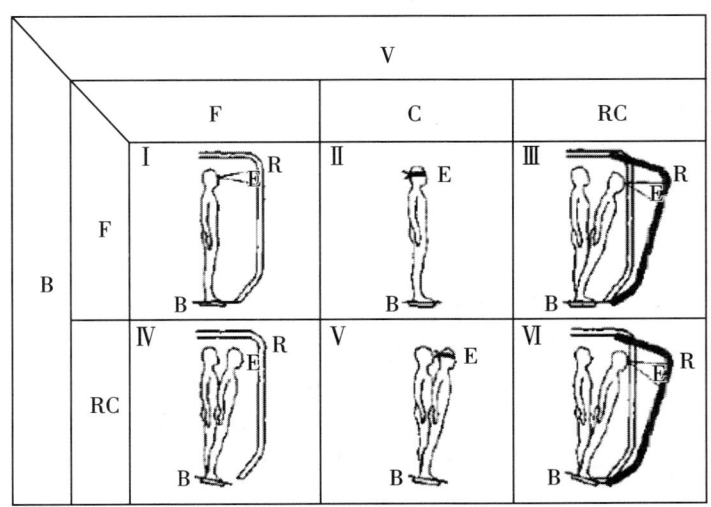

图 6-6 SOT 的 6 个试验

B. 支持基底情况；E. 眼；R. 参照背景；V. 视觉情况；
RC. 参照系变化；F. 固定；C. 闭目

（四）协调和平衡试验的选用

在非平衡性协调试验中，如无条件只能用临床上常用的方法，如进行观察研究最好用东京大学康复部的方法，但须注意，该法只能用于上肢。在平衡性协调

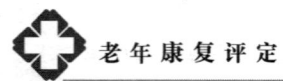

试验中，能用仪器评定当然最好，但临床上常用的方法仍不失为实用的方法，也可依据患者表现的运动缺损为主线进行选择（表6-8）。

表6-8 依据运动缺陷选择协调试验的方法

缺陷	选用试验例子
Ⅰ轮替运动障碍（分）	指鼻
	交替指鼻和指
	旋前旋后
	屈伸膝
	以交替的速度行走
Ⅱ辩距不良（分）	指示准确
	绘圆或横8字
	跟膝胫试验
	走路时将足放在地板的标记上
Ⅲ运动分解（分）	指鼻
	指对检查者手指
	交替地跟至膝和趾
	趾至检查者手指
Ⅳ意向振颤（分）	在功能活动中观察，接近靶时缺陷加重
	交替指鼻和手指
	指对手指
	指对检查者的手指
	趾对检查者的手指
Ⅴ静止振颤（分）	在静止时观察患者
	在功能活动时观察患者，活动时缺陷减轻或消失
Ⅵ姿势性振颤（分）	观察正常的站立姿势
Ⅶ运动徐缓（分）	走路中观察手的摆动
	变换速度和方向走路
	要求患者突然停止运动或走路
	观察其功能活动
Ⅷ姿势紊乱（分）	上、下肢固定或保持在某一位置上
	在坐或站位上出其不意地使之脱离平衡
	站位上改变支持的基底站位，一足直接在另一足的前方
	单足站
Ⅸ步态紊乱（分）	沿直线走
	向后方、侧方走
	正步走
	步行中变换速度
	沿圆圈走

第六节　步态分析

步行（walking）是指通过双脚的交互动作移行机体的人类特征性活动。步态（gait）是人类步行的行为特征，涉及行为习惯、职业、教育、年龄及性别等因素，也受到多种疾病的影响。步行的控制十分复杂，包括中枢命令、身体平衡及协调控制，涉及下肢各关节和肌肉的协同运动，同时也与上肢和躯干的姿势有关。任何环节的失调都可能影响步行和步态，而异常也有可能被代偿或掩盖。步态分析（gait analysis）就是研究步行规律的检查方法，旨在通过生物力学和运动学手段，揭示步态异常的关键环节及影响因素，从而指导康复评估和治疗。步态分析有助于临床诊断、疗效评估及机理研究等，是康复评定的重要组成部分。

一、步态分析基础

步行周期（gait cycle）指一侧下肢完成从足落地到再次落地的时间过程，根据下肢在步行时的位置分为支撑相和摆动相（图6-7）。

右足步行过程					
支撑相			摆动相		
早期	中期	末期	早期	中期	末期
双支撑		双支撑			
左足步行过程					
支撑相	摆动相			支撑相	
末期	早期	中期	末期	早期	中期
双支撑			双支撑		

图6-7　双足步行周期示意图

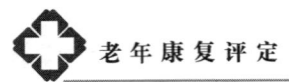

（一）支撑相

支撑相（stance phase）指下肢接触地面及承受重力的时间，占步行周期的60%。支撑相大部分时间是单足支撑。步行与跑步的关键差别在于步行有双足支撑的时间，称为双支撑相，相当于支撑足首次触地及承重反应期或对侧足的减重反应和足离地时期。双支撑相的时间与步行速度成反比。步行障碍时往往首先表现为双支撑相时间延长，以增加步行稳定性。

1. 支撑相早期（early stance）：指进入支撑相开始阶段的时间，包括首次触地和承重反应，占步行周期的10%~12%。（1）首次触地（initial contact）：指足跟接触地面的瞬间，使下肢前向运动减速，确定足进入支撑相的位置，因此是造成支撑相异常最常见的原因。（2）承重反应（loading response）：指首次触地之后重心由足跟向全足转移的过程。（3）地面反作用力（ground reaction force，GRF）：首次触地时的GRF一般相当于体重和加速度的综合，正常步速时为体重的120%~140%；步速越快，GRF越高；下肢承重能力降低时可以通过减慢步速，减少GRF对活动功能的影响。

2. 支撑相中期（mid stance）：指支撑相中间阶段的时间。此时支撑足全部着地，对侧足处于摆动相，是唯一单足支撑全部重力的时相，正常步速时大约为步行周期的38%~40%。主要功能是保持膝关节稳定，控制胫骨前向惯性运动，为下肢向前推进做准备。参与该过程的肌肉主要为腓肠肌和比目鱼肌。下肢承重力小于体重或身体不稳定时此期缩短，以将重心迅速转移到另一足，保持身体平衡。

3. 支撑相末期（terminal stance）：指下肢主动加速蹬离的时间，开始于足跟抬起，结束于足离地，占步行周期的10%~12%。此阶段身体重心向对侧转移，又称为摆动前期。在缓慢步行时可以没有蹬离，而只是足趾离开地面。踝关节保持跖屈，髋关节主动屈曲。

（二）摆动相

摆动相（swing phase）指足离开地面向前迈步到再次落地之间的时间，占步行周期的40%。

1. 摆动相早期（initial swing）：指足离开地面早期时段的活动，主要动作包括足廓清（clearance）地面和屈髋带动屈膝，加速肢体前向摆动，占步行周期的

13%~15%。

2. 摆动相中期（mid swing）：指足在空中摆动中间时段的活动，足廓清仍然是主要任务，占步行周期的10%。

3. 摆动相末期（terminal swing）：指迈步即将结束，足在落地之前的活动，主要动作是下肢前向运动减速，准备足着地的姿势，占步行周期的15%。

二、步态分析方法

步态分析的方法包括定性分析法（目测分析法）和定量分析法（仪器分析法）。

（一）定性分析法

定性分析法是由医务人员用肉眼观察患者行走过程，然后根据所得印象或按照一定观察项目逐项评价的结果作出步态分析结论的。目测法只能定性，不能定量。步态观察应由受过训练和有丰富临床经验的医生进行。进行步态观察时，患者应尽量少穿衣服以便于观察。嘱患者以自然和习惯的姿势和速度步行来回数次，从正面、背面、侧面观察患者的步行情况。正面、背面有助于观察躯干和骨盆的倾斜情况，侧面有助于观察脊柱、髋关节的运动情况，侧面还是观察支撑腿负重反应的最佳角度。观察时应首先从总体上进行评价，注意患者步行时身体不同部位运动的对称性、协调性和节奏性，观察行走时动力链中每一个节段的情况，包括头、肩、上肢、躯干、骨盆、髋关节、膝关节、踝关节及足部，步行各时相中两下肢各关节姿位和活动幅度是否正常和适度，骨盆的运动、重心的转换和上下肢的摆动是否自然和对称，行走的节律是否均匀，速度是否合适。临床医生应对患者的步频、步宽、跨步长、上肢摆动、躯干运动以及身体的起伏情况予以记录。如果行走时出现疼痛，则应观察疼痛出现的时间。对需用助行器辅助行走者，需观察持拐或杖的步态和徒手行走的步态，以便发现应用助行器时可能掩盖的异常。也可根据步态评定表逐一进行观察，如Brunnstrom偏瘫步态分析评定表，美国加利福尼亚RLA医学中心设计的RLA步态观察分析表。

（二）定量分析法

定量分析法为借助器械或专门设备来观察行走步态，并可记录和计量的方法。所用的器械或设备既可非常简单，如卷尺、秒表、量角器等测量工具加上能留下足印的相应设备；也可较为复杂，如利用电子角度计、肌电图、录像、高速摄影等，甚至步态分析系统也可进行此项工作。步态定量分析法大致可归纳为以下几类。

1. 运动学分析

运动学分析（kinematics）是研究步行时肢体运动时间和空间变化规律的科学方法，主要包括人体重心分析、廓清机制、步行时间-空间测定及肢体节段性运动测定。

（1）人体重心（gravity center）：人体重心位于第二骶骨前缘，两髋关节中央。直线运动时该中心是身体摆动幅度最小的部位。步行时人体重心偏移的主要影响因素包括：①骨盆前后倾斜，即摆动侧的髋关节前向速度高于支撑侧，造成骨盆前倾；②骨盆左右倾斜，即摆动侧骨盆平面低于支撑侧；③骨盆侧移，即支撑相骨盆向支撑腿的方向侧移；④纵向摆动，即重心在单支撑相最高，双支撑相最低，上下摆动8~10厘米。步行时减少重心摆动是降低能耗的关键。

（2）廓清机制：廓清指步行摆动相下肢适当离开地面，以保证肢体向前行进，包括摆动相早期一中期髋关节屈曲，摆动相早期膝关节屈曲，摆动相中——末期踝关节背屈。骨盆稳定性参与廓清机制，支撑相对其也有一定影响。

（3）时间-空间参数：传统的测定方法为足印法，即在足底涂上墨汁，在步行通道上（一般为4~6厘米）铺上白纸。嘱受试者走过白纸，用秒表记录其步行时间，并通过足迹测量步行空间。现代实验室也可采用数字化三维分析或电子步态分析系统。主要的分析参数为①步长（step length），即一足着地至对侧足着地的平均距离，国内亦称之为步幅。②步长时间（step time），即一足着地至对侧足着地的平均时间。③步幅（stride length），即一足着地至同一足再次着地的距离，也有人称之为跨步长。④平均步幅时间（stride time），相当于支撑相与摆动相之和。⑤步频（cadence），指每分钟平均步数（步数/分）。由于步长时间两足不同，所以一般取其均值。⑥步速（velocity），指步行的平均速度（米/秒）；⑦步宽（walking base），也称之为支撑基础（supporting base），指两脚跟中心点或重力点之间的水平距离，也有采用两足内侧缘或外侧缘之间的最短水平距离。左、右足分别计算。⑧足偏角（toe out angle），指足中心线与同侧步行直线之间的夹角。左、右足分别计算。

（4）节段性运动（segmental motion）：节段性运动测定是指采用三维分析的

方法，研究步行时关节活动角度的动态变化及其与时相之间的关系。

2. 动力学分析

动力学（kinetics）分析是对步行时作用力、反作用力强度、方向及时间等因素的研究。步行动力学特征包括（1）地面反作用力（ground reaction force，GRF），正常步行时 GRF 呈双峰型。下肢承重能力降低或步行速度降低时，GRF 双峰曲线降低或消失。（2）剪力（shear force），前、后剪力表现为反向尖峰图形。左、右剪力形态相似，且幅度较小。（3）力矩（torque），力矩是力与关节活动范围的乘积，是动力学与运动学的结合点，受肌肉力量、关节稳定性和运动方向的影响。

3. 动态肌电图分析

肌肉活动是步行动力的基础因素，涉及肌肉收缩的时相和力量。参与步行控制的肌肉数量和质量均有很大的冗余或储备力，从而使关节运动与肌肉活动之间出现复杂的关联。肌肉活动具有步行速度及环境依赖性。步态异常与肌肉活动的异常通常有密切关联（表 6-9）。动态肌电图对于这些问题的鉴别具有关键作用。因此动态肌电图或表面肌电图是步态分析中不可缺少的组成部分。

表 6-9　正常步行周期中主要肌肉的作用

肌肉名称	在步行周期中起作用的时期
腓肠肌和比目鱼肌	支持相中期至蹬离，首次触地
臀大肌	摆动相末期，首次触地至支持相中期
腘绳肌	摆动相中期，首次触地至承重反应结束
髂腰肌和股内收肌	足离地至摆动相早期
股四头肌	摆动相末期，首次触地至支持相中期足离地至摆动相早期
胫骨前肌	首次触地至承重反应结束足离地至再次首次触地

4. 氧耗分析

氧耗分析（Oxygen consumption）是分析人行走时的能量消耗。被测者佩戴便携式氧分析仪，步行的同时采集呼出的气体进行耗氧量分析，其结果再与步行距离相除。耗氧越低，说明步行运动的能量消耗越少，任何步行训练效果的金标准就是减低耗氧量，因此氧耗分析可作为评定康复疗效的敏感指标。

三、步态分析的临床应用

（一）步态分析应用范畴

1. 鉴定步态异常：步态分析可以精确地确定步态异常的规律、运动障碍的关键关节及肌肉、步行障碍与躯干、上肢活动间的关系，以及步行辅助具和步行方式对步行效率及安全性的价值等，从而为临床诊断和治疗方案的确定提供科学依据。

2. 评定治疗疗效：步态分析是患者步行功能康复治疗和临床治疗中最好的评价工具，具有不可替代的作用。

3. 协助手术方案制定：由于步态分析可以获取各个躯体运动节段的动态数据，因此对这些动态数据的修订，可以模拟并再现针对关键关节或者肌肉进行手术或者其他康复干预后的效果，从而有效协助骨科手术方案的制定。

4. 辅助教学：步态分析可以将瞬间变化的躯体动作和肌电活动以数字、图形及三维人体模型重建的方式表达，因此可以作为神经疾病步行和运动模式教学的理想工具。

（二）步态异常基础分类

1. 支撑相障碍：人体下肢支撑相的活动属于闭链运动，足、踝、膝、髋、骨盆、躯干、上肢、颈、头等均参与步行过程。闭链系统的任何环节改变都将引起整个运动链的相应变化，其中以远端承重轴（髋关节）对整体姿态的影响最大。主要的支撑相障碍包括（1）支撑面异常，即足内翻、足外翻、单纯踝内翻和踝内翻伴足内翻、单纯踝外翻和踝外翻伴足外翻、足趾屈曲及踇趾背伸。（2）肢体不稳，即由于肌力障碍或关节畸形导致支撑相踝过分背屈、膝关节屈曲或过伸、膝内翻或外翻、髋关节内收或屈曲，致使肢体不稳。（3）躯干不稳，即通常由于髋、膝、踝关节异常导致的代偿性改变。

2. 摆动相障碍：摆动相属于开链运动，各关节可以有独立的姿势改变，但是往往引起对侧下肢姿态发生代偿性改变，以近端轴（髋关节）的影响作用最大。主要的摆动相障碍包括（1）肢体廓清障碍，即垂足、膝僵硬、髋关节屈曲受限、髋关节内收受限。（2）肢体行进障碍，即膝僵硬、髋关节屈曲受限或对侧髋关节后伸受限、髋关节内收受限等。

四、常见的异常步态

(一) 步态障碍的病因及病理基础

步态障碍主要表现为活动障碍、安全性降低及疼痛。机体对异常步态的代偿常导致步行能耗增加。步态障碍的主要原因包括神经肌肉因素及骨关节因素。

1. 骨关节因素：由于运动损伤、骨关节疾病、先天畸形、截肢、手术等造成躯干、骨盆、髋、膝、踝、足静态畸形或两下肢长度不一样所致；疼痛及关节松弛等也对步态产生显著影响。

2. 神经肌肉因素：中枢神经系统损伤包括中风、脑外伤、脊髓损伤和疾病、脑瘫、帕金森氏综合征等造成的痉挛步态、偏瘫步态、剪刀步态、共济失调步态、蹒跚步态等。原发性原因主要是肌肉张力失衡和肌肉痉挛，继发性因素包括关节和肌腱挛缩畸形、代偿性步态改变等。外周神经损伤包括神经丛损伤、神经干损伤、外周神经病变等导致的特定肌肉无力性步态，如臀大肌步态、臀中肌步态、股四头肌步态等。原发因素为肌肉失神经支配、肌肉无力或瘫痪；继发因素包括肌肉萎缩、关节和肌健挛缩畸形、代偿性步态改变等。儿童患者可伴有继发性骨骼发育异常，继而导致步态异常。

(二) 常见的异常步态类型

1. 足内翻：多见于上运动神经元病变患者，常合并足下垂和足趾卷曲。步行时足触地部位主要是足前外侧缘，特别是第五跖骨基底部，常有承重部位疼痛，导致踝关节不稳，进而影响全身平衡等。支撑相早期和中期由于踝背屈障碍，造成支撑相末期膝关节过伸。髋关节可发生代偿性屈曲，患肢摆动相地面廓清能力降低。相关肌肉包括胫骨前肌、胫骨后肌、趾长屈肌、腓肠肌、比目鱼肌、踇长伸肌和腓骨长肌。

2. 足下垂：足下垂指摆动相踝关节背屈不足，常与足内翻或外翻同时存在，可导致廓清障碍。其代偿机制包括摆动相增加同侧屈髋、屈膝，下肢划圈行进，躯干向对侧倾斜等。常见病因是小腿三头肌和屈趾肌群过度兴奋或痉挛，胫骨前肌相对无力。单纯的足下垂主要见于脊髓损伤、儿童麻痹症和外周神经损伤等。

3. 足外翻：多见于骨骼发育尚未成熟的儿童或年轻患者 (如脑瘫患儿)，表现为步行时足向外侧倾斜，支撑相足内侧触地，可有足趾屈曲畸形，可以导致舟骨部位胼胝生成和足内侧（第一跖骨区）疼痛，严重影响支撑相负重能力。患者步行时身体重心主要落在踝前内侧，踝背屈功能往往受限，同样影响胫骨前向移动，使外翻症状加重。严重畸形者可导致两腿长度不等、跟距关节疼痛及踝关节失稳。支撑相早期患者可有膝关节过伸，足蹬离力量减弱；摆动相踝关节跖屈常导致肢体廓清障碍（膝和髋关节可有代偿性屈曲）。相关肌肉包括腓骨长肌、腓骨短肌、趾长屈肌、腓肠肌、比目鱼肌等。

4. 足趾卷曲：支撑相足趾保持屈曲，常合并足下垂及内翻，多见于中枢神经损伤、长期制动及挛缩等。穿鞋步行时足趾尖和跖趾关节背面常有疼痛，表现为疼痛步态。相关肌肉包括趾长屈肌、拇长伸肌及屈肌。

5. 拇趾背伸：多见于中枢神经损伤患者，支撑相和摆动相拇趾均背屈，常伴有足下垂和足内翻。主诉支撑相拇趾和足底第一跖趾关节处疼痛，表现为疼痛步态。相关肌肉包括腓肠肌、拇长伸肌、趾长屈肌、胫骨前肌和胫骨后肌。

6. 膝僵直：常见于上运动神经元病变和踝关节跖屈或髋关节屈曲畸形患者，其支撑相晚期和摆动初期的关节屈曲角度<40°（正常人为60°），同时髋关节屈曲程度及时相均延迟。摆动相膝关节屈曲是由髋关节屈曲带动，髋关节屈曲功能减弱将减少膝关节屈曲度，从而减小其摆动相力矩，结果导致拖足。患者往往在摆动相采用划圈步态，以及尽量抬髋或对侧下肢跖足（过早提踵）来代偿。相关肌肉包括股直肌、股间肌、股内侧肌和股外侧肌、髂腰肌、臀大肌和腘绳肌。

7. 膝过伸：膝过伸临床上很常见，但一般是代偿性改变，多见于支撑相终末期。患者一侧膝关节无力可导致对侧代偿膝过伸。踝跖屈肌痉挛或挛缩导致膝过伸。膝塌陷步态时采用膝过伸代偿，支撑相伸膝肌痉挛，躯干前屈时重力线落在膝关节中心前方，促使膝关节后伸以保持平衡。

8. 膝屈曲：膝屈曲临床上较少见，指患者支撑相和摆动相都保持屈膝姿势，多见于骨性畸形。患者摆动相末期不能伸膝，致使步长缩短，股四头肌必须过度负荷，以稳定膝关节。相关肌肉包括腘绳肌、股四头肌、腓肠肌及比目鱼肌。

9. 髋内收过度：髋关节内收过度即剪刀步态，常见于脑瘫患者。摆动相髋关节内收，与对侧下肢交叉，步宽或足支撑面缩小，致使平衡困难，同时影响摆动相地面廓清和肢体前向运动；此外还影响日常生活活动，如穿衣、卫生、入厕及性生活等。相关肌肉包括髋内收肌群、髋外展肌群、髂腰肌、耻骨肌、缝匠肌、内侧腘绳肌和臀大肌。

10. 髋过屈：多由于屈髋肌挛缩或痉挛造成，表现为支撑相髋关节屈曲，特别是在支撑相终末期。如果发生在单侧下肢，则对侧下肢呈现功能性过长、步长缩短，同时采用抬髋行进或躯干倾斜以代偿摆动相的廓清功能。相关肌肉包括髂腰肌、股直肌、髋内收肌、伸髋肌和棘旁肌。

11. 髋屈曲不足：屈髋肌无力或伸髋肌痉挛 / 挛缩可造成髋关节屈曲不足，使相关肢体在摆动相不能有效抬高，引发廓清障碍。患者可通过髋关节外旋、内收肌收缩来代偿，对侧鞋面抬高也可以适当代偿。

五、常见疾病的步态模式

（一）偏瘫步态

偏瘫步态常见于脑损伤患者，多数表现为摆动相足下垂、足内翻、直膝、髋关节外旋的划圈步态，可以伴有足蹈指背伸、足趾蜷曲、膝过伸等。患肢单支撑相显著缩短，双支撑相延长，步宽加大，步长、步幅缩短，步频、步速降低。

（二）疼痛步态

该步态系由各种原因引发关节承重能力下降，致使患肢承重能力显著降低，支撑相中期时间显著缩短。健侧步长缩短，双支撑相延长，上身摆动幅度增大，一般偏向健侧。

（三）帕金森病步态

相关患者主要表现为步履蹒跚、步幅和步长缩短、步速降低及躯体僵硬等。

（四）外周神经损伤步态

1. 臀大肌无力步态：臀大肌是主要的伸髋及脊柱稳定肌，在足触地时控制重力中心向前运动，当肌力下降时其作用改由韧带支持及棘旁肌代偿，导致患者在支撑相早期臀部突然后退，中期腰部前凸，以保持重力线在髋关节之后。腘绳肌可以部分代偿臀大肌，但是在外周神经损伤时，腘绳肌与臀大肌的神经支配往往同时损害。臀大肌步态患者表现为躯干前、后摆动显著增加，类似鹅行走的姿态，亦称为"鹅步"。

2. 臀中肌无力步态：患者在支撑相早期和中期骨盆向患侧下移超过 5°，髋关节向患侧凸，患者肩和腰出现代偿性侧弯，以增加骨盆稳定度。患侧下肢表现为功能性相对过长，所以在摆动相膝关节和踝关节屈曲增加，以保证地面廓清。臀中肌步态患者表现为躯干左、右摆动显著增加，类似鸭行走的姿态，又称为"鸭步"。

3. 屈髋肌无力步态：屈髋肌是摆动相主要的加速肌，其肌力下降造成摆动相肢体行进缺乏动力，只有通过躯干在支撑相末期向后摆动，摆动相早期突然向前摆动来进行代偿，其患侧步长明显缩短。

4. 股四头肌无力步态：常见于股神经麻痹导致的股四头肌瘫痪患者。股四头肌无力使支撑相早期膝关节处于过伸位，用臀大肌保持股骨近端位置，用比目鱼肌保持股骨远端位置，从而保持膝关节稳定。膝关节过伸导致躯干前屈，产生额外的膝关节后向力矩，如长期处于此状态将极大地增加膝关节韧带和关节囊的负荷，导致损伤及疼痛。

5. 踝背伸肌无力步态：常见于腓总神经麻痹导致的胫骨前肌瘫痪。患者在足触地后，由于其踝关节不能有效控制跖屈，所以支撑相早期阶段缩短，迅速进入支撑相中期。严重时患者在摆动相出现足下垂，导致下肢功能性过长，往往以过分屈髋、屈膝代偿（跨槛步态），同时支撑相早期由全脚掌或前脚掌先接触地面。

6. 腓肠肌/比目鱼肌无力步态：常见于因胫神经麻痹而导致的小腿三头肌瘫痪患者，其胫骨在支撑相中期和末期向前行进过度，使膝关节产生瞬时屈曲塌陷（knee drop off），因而又称之为膝塌陷步态。患者往往采用收缩股四头肌的方式避免跌倒，长期发展可导致伸膝肌过用综合征，部分患者可使用上肢支撑膝关节的方式进行代偿，另外患者还常伴有对侧步长缩短，同侧足推进延迟的现象。

第七章 日常生活活动能力评定

第一节 基本概念

一、定 义

日常生活活动（Activities of Daily Living，ADL）是指人类为了独立生活而反复进行的、最必要的基本活动。

二、分 类

ADL 分为基础性日常生活活动（basic activity of daily living，BADL）和工具性日常生活活动（instrumental activity of daily living，IADL）。BADL 评定的对象为住院患者，而 IADL 评定则多用于生活在社区中的伤残者及老人。

1. 基础性日常生活活动是指人维持最基本的生存、生活需要所必需的每日反复进行的活动，包括自理和功能性移动两类活动。自理活动包括进食、梳妆、洗漱、洗澡、如厕、穿衣等；功能性移动包括翻身、从床上坐起、转移、行走、驱动轮椅、上下楼梯等。

2. 工具性日常生活活动是指维持独立生活所必需的一些活动，包括使用电话、购物、做饭、家事处理、洗衣、服药、理财、使用交通工具、处理突发事件以及在社区内的休闲活动。

三、ADL 的评定方法

该评定方法分为 1.直接观察；2.间接评定两种。

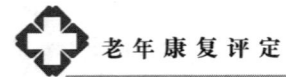

四、注意事项

1. 尽可能采取直接观察评定方法；评价时注意观察患者的实际操作能力，不能仅依靠口述。患者在帮助下才可能完成的动作，要做详细的描述。

2. 评定顺序由简单到复杂。

3. 选择适宜的时机进行评定，避免疲劳，必要时可以分几次评定，但应在同一地点，再次评价的时机，一个疗程结束后或出院前。

4. 评定标准应保持一致。

第二节　日常生活活动评定方法

一、常用评定方法

常用的 ADL 评定方法有以下 4 种：

1. Barthel 指数分级法（Barthel Index）；

2. Katz 指数分级法（Katz Index of ADL）；

3. PULSES ADL 功能评定法（PULSES functional assessment instrument）；

4. 功能独立性评定法（FIM, Functional Independence Measure）。

二、Barthe Index（BI）指数

（一）评分内容

通过对进食、洗澡、修饰、穿衣、控制大便、控制小便、用厕、床椅转移、平地行走，以及上楼梯 10 项日常活动的独立程度打分的方法来区分等级的。主要用于住院患者的日常生活活动能力评定。可信度较高，使用广泛。

（二）记分方法

记分为 0~100 分

1. 良>60 分—有轻度功能障碍，能独立完成部分日常活动，需要部分帮助。

2. 中 60~41 分—有中度功能障碍，需要极大的帮助方能完成日常生活活动。

3. 差≤40 分—有重度功能障碍，大部分日常生活活动不能完成或需他人服侍。

(三) Barthel 指数评分标准

1. Barthel 指数评分标准分 0、5、10、15 四个等级。

2. 总分为 100 分。达到 100 分者，日常生活能力基本可以自理（表 7-1）。

表 7-1　BI 指数评定

进食	10 分—独立完成	5 分—需要帮助（切割食物）
洗澡	5 分—独立完成	
修饰	5 分—洗脸、刷牙、刮脸	
穿衣	10 分—独立完成脱衣，扣钮扣	5 分—需要帮助
控制大便	10 分—无失禁	5 分—偶尔每周低于 1 次
控制小便	10 分—无失禁	5 分—偶尔每 24 小时低于 1 次
用厕	10 分—独立完成	5 分—需要帮助
床椅转移	15 分—独立　10 分—最少量帮助	
平地行走	15 分—45m　10 分—少量帮助 45m	5 分—不能行走，但能操作轮椅行走 45m
上下楼梯	10 分—独立完成，可用辅助具	5 分—需要帮助

三、Katz 指数

1. Katz1959 年提出该指数，1976 年修订。主要用于住院患者的日常生活活动能力评定。

2. 评定内容。该内容包括进食、穿衣、大小便控制、用厕、床椅转移、洗澡 6 项。每项活动分为独立完成或需要帮助。根据每项活动完成情况将患者的日常生活活动（ADL）能力分为 A、B、C、D、E、F、G7 级。A 级表示功能最好，G 级表示功能最差。

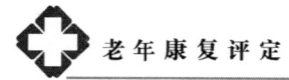

3. 良-A、B-完成 5 项；中-C、D-完成 4~3 项；差-E、F、G-完成 2~1 项（表 7-2）。

表 7-2　Katz 指数评定

项目	评定
依赖	自理
洗澡	
转移	
穿着	
大小便控制	
用厕	
穿着	

评定等级

A 级：完全自理。

B 级：只有 1 项依赖帮助。

C 级：只有洗澡和其余 5 项之一依赖。

D 级：洗澡、穿着和其余 4 项之一依赖。

E 级：洗澡、穿着、用厕和其余 3 项之一依赖。

F 级：洗澡、穿着、用厕、转移和其余 2 项之一依赖。

G 级：所有项目均依赖。

四、PULSES-ADL 评定

1. 该评定于 1957 年参照美国和加拿大征兵体检方法制成，为一种总体的功能评定方法。主要用于评定慢性病患者、老年患者及其他住院患者。

2. 评定内容为 6 项，包括身体状况，上肢功能即日常生活自理情况，下肢功能及行动，感官与语言交流功能，排泄功能，社会活动功能（每项 1~4 分，6 分最好，24 分最差），见表 7-3。

表 7-3　PULSES 评定

P：身体状况。包括内脏疾病如心血管、呼吸、消化、泌尿和内分泌系统疾病及脑病疾病

　　1. 正常。与同年龄组健康者相比无明显异常

　　2. 轻度异常。偶尔需要治疗和护理

　　3. 中度异常。需要经常得到治疗和护理，可让患者活动

　　4. 重度异常。需要长期得到医疗和护理，活动明显受损，只能卧床或坐轮椅

U：上肢功能。包括颈部、肩胛带和上背部脊柱

　　1. 正常。与同年龄组健康者相比无明显异常

　　2. 轻度异常。活动稍受限，功能良好

　　3. 中度异常。在一定范围内可以活动

　　4. 重度异常。功能严重受限，需要长期护理

U：下肢功能。包括骨盆、下背部和腰骶部脊柱

　　1. 正常。与同年龄组健康者相比无明显异常

　　2. 轻度异常。活动稍受限，功能良好

　　3. 中度异常。在一定范围内可以活动

　　4. 重度异常。功能严重受限，只能卧床或坐轮椅

S：感觉功能。包括语言、听觉和视觉

　　1. 正常。与同年龄组健康者相比无明显异常

　　2. 轻度异常。无明显功能障碍

　　3. 中度异常。有明显功能障碍

　　4. 重度异常。语言、听觉和视觉完全丧失

E：排泄功能。即大小便控制

　　1. 正常。能完全控制

　　2. 轻度异常。偶尔发生大小便失禁或夜尿

　　3. 中度异常。周期性的大小便失禁或潴留交替出现

　　4. 重度异常。大小便完全失禁

S：社会心理状况

　　1. 正常。与同年龄组健康者相比无明显异常

　　2. 轻度异常。表现在情绪、脾气和个性方面，但整个精神调节未受损害

　　3. 中度异常。需要一定的监护

　　4. 重度异常。需要完全监护

　总分：

　评定：总分 6 分功能最佳，24 分功能最差。

五、FIM 评定

1. 该评定于 1987 年由美国纽约州功能评估研究中心的研究人员提出。该评定在反映残疾水平或需要帮助的量的方式上更为精确，目前在美国已作为衡量医院管理水平与医疗质量的一个客观指标。

2. 评定内容包括自我照顾、括约肌控制、功能性转移、运动能力、交流能力、认知能力 6 个方面内容。其中每项又分为 2~6 项，共 18 项进行评分。18 项中的每一项又按照 7 分制进行评分。

3. FIM 最终得分。最低分为 18 分，说明功能状态最差；最高分为 126 分，表示患者功能状态完好。该方法可用于住院及社区患者的日常生活活动能力评定（表 7-4）。

表 7-4　功能独立性评定（FIM）量表

项目			评估日期		
运动功能	自理能力	1 进食			
		2 梳洗修饰			
		3 洗澡			
		4 穿裤子			
		5 穿上衣			
		6 上厕所			
	括约肌控制	7 膀胱管理			
		8 直肠管理			
	转移	9 床、椅、轮椅间			
		10 用厕			
		11 盆浴或淋浴			
	行走	12 步行 / 轮椅			
		13 上下楼梯			
	运动功能评分				
认知功能	交流	14 理解			
		15 表达			
	社会认知	16 社会交往			
		17 解决问题			
		18 记忆			
	认知功能评分				
FIM 总分					
评估人					

4. 功能水平和评分标准

（1）独立（活动中不需他人帮助）

1）完全独立（7分）——构成活动的所有作业均能规范、完整地完成，不需修改和辅助设备或用品，并在合理的时间内完成。

2）有条件的独立（6分）——具有下列一项或几项者，活动中需要辅助设备；活动需要比正常长的时间；或有安全方面的考虑。

（2）依赖

为了进行活动，患者需要另一个人予以监护或身体的接触性帮助，或者不进行活动。

有条件的依赖——患者付出50%或更多的努力，其所需的辅助水平如下：

1）监护和准备（5分）——患者所需的帮助只限于备用、提示或劝告，帮助者和患者之间没有身体的接触或帮助者仅需要帮助准备必需用品；或帮助带上矫形器。

2）少量身体接触的帮助（4分）——患者所需的帮助只限于少量的接触，自己能付出75%或以上的努力。

3）中度身体接触的帮助（3分）——患者需要中度的帮助，自己能付出50%~75%的努力。

（3）完全依赖

患者需要一半以上的帮助或完全依赖他人，否则活动就不能进行。

1）大量身体接触的帮助（2分）——患者付出的努力小于50%，但大于25%。

2）完全依赖（1分）——患者付出的努力小于25%。

FIM的最高分为126分（运动功能评分为91分，认知功能评分为35分），最低分为18分。126分为完全独立；108~125分为基本独立；90~107分为有条件的独立或极轻度依赖；72~89分为轻度依赖；54~71分为中度依赖；36~53分为重度依赖；19~35分为极重度依赖；18分为完全依赖。

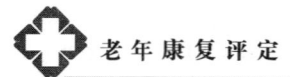

第八章 老年常见疾病的危险因素评估

一、高血压病危险因素

高血压是一种以体循环动脉压升高为主要特点，为多基因遗传、环境及多种危险因素相互作用所致的全身性疾病。高血压可分为原发性和继发性两大类。其发病的的危险因素分为不可改变的和可改变的两类。前者主要包括遗传因素、年龄、性别等，可改变危险因素主要由一些不良生活方式引起。

1. 高钠、低钾膳食

高钠、低钾膳食是我国大多数高血压患者发病最主要的危险因素。人群中，钠盐（氯化钠）输入量与血压水平和高血压患病率呈正相关，而钾盐输入量与血压水平呈负相关。我国 14 组人群研究表明，膳食钠盐摄入量平均每天增加 2 克，收缩压和舒张压分别增高 2.0mmHg 和 1.2mmHg。

2. 超重和肥胖

身体脂肪含量与血压水平呈正相关。人群中体重指数（BMI）与血压水平呈正相关，BMI 增加 3kg／m²，4 年内发生高血压的风险，男性增加 50%，女性增加 57%。我国 24 万成人随访资料的汇总分析显示，BMI≥24kg／m² 者发生高血压的风险是体重正常者的 3~4 倍。身体脂肪的分布与高血压发生也有关。腹部脂肪聚集越多，血压水平就越高。腰围男性≥90 厘米或女性≥85 厘米，发生高血压的风险是腰围正常者的 4 倍以上。

3. 饮酒

少量饮酒后一段时间内血压会有所下降，但长期少量饮酒可使血压轻度升高，过量饮酒则使血压明显升高。如果每天平均饮酒>3 个标准杯（1 个标准杯相当于 12 克酒精，约合 360 克啤酒，或 100 克葡萄酒，或 30 克白酒），收缩压与舒张压分别平均升高 3.5mmHg 与 2.1mmHg，且血压上升幅度随着饮酒量增加而增大。

4. 精神紧张

长期精神过度紧张也是高血压发病的危险因素，长期从事高度精神紧张工作的人群高血压患病率增加。

5. 吸烟

烟草中的尼古丁等有害物质进入血液后会使周围血管收缩，致使血压升高。长期大量吸烟，可以引起小动脉持续收缩，时间一久，小动脉的动脉壁上的平滑肌就会变性，损害血管内膜，使小动脉的血管壁增厚，而引起全身小动脉硬化。高血压患者大量吸烟，则导致心脏病及因心脏病致死的危险性大为增加。

6. 缺乏体力活动

体力活动不仅可使收缩压和舒张压下降（6~7mmHg），且对减轻体重、增强体力、降低胰岛素抵抗有利。高血压患者可根据年龄及身体状况选择慢跑、快步走、太极拳等不同锻炼方式。运动频度一般每周 3~5 次，每次持续 30~60 分钟。

7. 遗传因素

流行病学研究提示高血压发病有明显的家族聚集性。双亲无高血压、一方有高血压或双亲均有高血压，其子女高血压发生几率分别为 3%、28% 和 46%。单卵双生的同胞血压一致性较双卵双生同胞更为明显。

8. 年龄和性别

高血压患病率随年龄增长而升高，女性在更年期前患病率略低于男性，但在更年期后迅速升高，甚至高于男性。

二、冠心病危险因素

冠心病（CHD）是冠状动脉粥样硬化性心脏病（coronary heart disease）的简称，也称缺血性心脏病。近年来，冠心病死亡率占人口总死亡率和心脏病死亡率有逐年增多的趋势，是严重危害人民健康的疾病。

流行病学研究表明，冠心病是一种受多种因素影响的疾病。据文献报告，各种影响因素归纳起来可达两百余种，但真正能成为与冠心病有关的危险因子大致

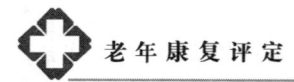

有十余种。与冠心病有关的主要危险因素可归纳为如下几种。

1. 年龄：动脉粥样硬化出现临床症状多见于 40 岁以上的中、老年人，49 岁以后进展较快。

2. 性别：男性的冠心病死亡率是女性的 2 倍，发病比女性平均年龄早 10 岁。

3. 酒精摄入：适量饮酒可降低冠心病的死亡率，但大量酒精摄入可导致高血压及出血性脑卒中的发生。

4. 吸烟：Framingham 心脏研究结果显示，平均每天吸烟 10 支，能使男性心血管死亡率增加 18%，女性增加 31%。

5. 遗传因素：动脉粥样硬化有在家族聚集发生的倾向，在控制其他危险因素后，家族史是较强的独立危险因素。

6. 体力活动减少：久坐的职业人员与积极活动的职业人员相比，冠心病的相对危险增加 1.9。从事中等度体育活动的人中冠心病死亡率比活动少的人降低 1 / 3。

7. 血脂异常：指循环血液中的脂质或脂蛋白的组成成分浓度异常，可由遗传基因 / 或环境条件引起。现已明确 VLDL（极低密度脂蛋白）代谢终末产物 LDL（低密度脂蛋白）以及脂蛋白（a）能导致粥样硬化，而 HDL（高密度脂蛋白）则有心脏保护作用。

8. 高血压：血压和心血管事件危险性之间的关系连续一致，持续存在并独立于其他危险因素。年龄在 40~70 岁之间，血压在 115 / 75mmHg 至 185 / 115mmHg 的个体，收缩压每增加 20mmHg，舒张压每增加 10mmHg，其心血管事件的危险性增加一倍。

9. 糖尿病：糖尿病患者中冠状动脉粥样硬化发生较早并更为常见，冠心病、脑血管疾病和周围血管疾病在成年糖尿病患者的死亡原因中为 75%~80%。

10. 其他因素：（1）肥胖（腹型肥），（2）A 型性格（性情急躁、进取心和竞争性强），（3）血液同型半胱氨酸增高，（4）西方饮食方式，（5）高纤维蛋白原血症，均是引起冠心病危险的因素。

三、脑卒中危险因素

脑卒中又称中风、脑血管意外，通常指包括脑出血、脑梗塞、蛛网膜下腔出血在内的一组急性疾病。脑卒中的危险因素可分为可干预性和不可干预性两类，可干预性危险因素是脑卒中一级预防主要针对的目标，包括高血压、心脏病、糖尿病、血脂异常、高同型半胱氨酸血症、短暂性脑缺血发作（TIA）、吸烟、酗酒、肥胖、无症状性颈动脉狭窄、情绪应激、抗凝治疗等，其中控制高血压是预防脑卒中发生的最重要的环节。不可干预性危险因素包括年龄、性别、种族、遗传因素、气候影响等。

（一）不可干预性危险因素

1. 年龄：随着年龄增长，人的脑血管及全身血管逐渐衰退老化，表现为血管硬化、弹性降低、舒缩功能下降、管腔狭窄、脆性增强及血液成分改变，易发生出血性和缺血性中风，35 岁以后发病率呈急剧上升趋势。

2. 性别：根据国内流行病学资料，脑卒中的发病率和死亡率男性显著高于女性。

3. 气候影响：冬夏是脑血管病的高发季节，血管舒缩神经不稳定，易发生脑血管病变。盛夏皮肤血管扩张，供应大脑的血流量相对减少，排汗多血容量降低，血黏度增高，易发生脑血管病。寒冬血管痉挛收缩，外周阻力增大血压升高导致脑血管病变。

（二）可干预性危险因素

1. 高血压：高血压是脑出血和脑梗死最重要的危险因素。无论原发性还是继发性高血压都能导致血管的病理变化。如小动脉痉挛收缩、血管粥样硬化、管壁增厚，血管内壁斑块形成、管腔狭窄、血流阻力增大等。一项中国老年收缩期高血压的临床随机对照试验结果显示，随访 4 年后，降压治疗组比安慰剂对照组脑卒中的死亡率降低了 58%，两组的差异非常显著。根据 WHO 的标准，老年人的血压应该控制在 140 / 90mmHg 之下，高血压合并糖尿病或肾病的患者，血压要控制在 130 / 80mmHg 之下。

2. 心脏病：心房纤颤、瓣膜性心脏病、冠心病、充血性心力衰竭、扩张性心肌病等都可能增加脑卒中的危险性，其中以心房纤颤为最危险因素。

3. 糖尿病：糖尿病患者出现糖及脂质代谢障碍，血液常呈高脂高凝状态，中小血管呈现进行性狭窄和阻塞等病理变化。高血糖是与缺血性脑卒中发病相关的独立危险因素，糖尿病患者发生卒中的危险性约是普通人的 4 倍。美国 TIA（Transient ischemic attack，糖尿病短暂性脑缺血发作）防治指南建议，空腹血糖应小于 7mmol / L（126mg / dl）。

4. 血脂异常：低密度脂蛋白增高是颈动脉粥样硬化的危险因素，但高胆固醇血症却不是脑卒中的危险因素。

5. 吸烟：烟草中含有的尼古丁可以使血管痉挛、血压升高及加速动脉粥样硬化，吸烟者患蛛网膜下腔出血和血栓形成性卒中的危险性升高，也是缺血性心脏病、慢阻肺的重要致病因素。

6. 大量饮酒：酒精可升高血压，使血液处于高凝状态，引起心律失常和降低脑血流量等。长期大量饮酒和急性酒精中毒是脑梗死的危险因素。

7. 肥胖：肥胖易导致高血压、高血脂和糖尿病，男性腹部肥胖和女性体重指数（BMI，体重 kg / 身高的平方 m²）增高是卒中的独立危险因素。成年人 BMI 应控制在 28 以内或腰 / 臀比小于 1。

8. 高同型半胱氨酸（homocysteine，Hcy）血症：该血症是脑卒中的独立危险因素。正常时 Hcy 水平为 5~15μmol / L，当 Hcy 含量高于 16μmol / L 时，提示有高同型半胱氨酸血症。

9. 颈动脉斑块脱落：通常颈动脉管腔狭窄超过 50%时，患者出现头晕、头昏、视物模糊、耳鸣等脑缺血症状。颈内动脉壁的斑块受血流的不断冲击，松动脱落形成栓子，随血流至脑部导致脑梗塞。

10. 纤维蛋白原升高：血浆纤维蛋白原浓度升高是动脉粥样硬化和血栓及栓塞性疾病的独立危险因素，与 TIA 和脑卒中密切相关。血压升高与血浆纤维蛋白原水平增加同时存在时，脑卒中的危险性增加更为明显。

11. 颈椎病：因颈椎病横突孔狭窄，椎动脉受压迫，后脑血循环障碍，会导致脑梗塞或脑血栓形成。

12. 脑部疾病：脑血管畸形、脑血管瘤、脑疝、颅脑外伤等，多由剧烈运动、低头负重引起脑出血。

四、糖尿病危险因素

在全球范围内糖尿病的发病率呈高速增长态势，被 WHO 称为 21 世纪的"流行病"。现在我国糖尿病患者也越来越多，特别是 2 型糖尿病，是老年人的常见疾病。认识糖尿病的危险因素，有助于更好地预防糖尿病，识别高危人群。以下是糖尿病的重要危险因素：

1. 超重与肥胖

胖人由于脂肪细胞变得肥大，脂肪细胞膜上的胰岛素受体密度变小，同时对胰岛素的敏感性降低，从而易发生糖尿病。评价指标用 BMI≥24（BMI 身体质量指数=体重 kg／身高 m²，男性腰围≥90 厘米，女性腰围≥85 厘米。

2. 不合理膳食

摄入高热量及结构不合理的（高脂肪、高蛋白、低碳水化合物）膳食易导致肥胖及降低胰岛素敏感性，可促使糖尿病发生。

3. 缺乏活动

由于现代工作方式的改变以及生活水平的提高，人们以车代步，运动越来越少，甚至连平常的家务也要靠电器帮忙，这就导致了吃得多动得少，这种现代生活方式严重影响人类健康。通过体育运动可以使患糖尿病的危险降低，经常做适量的运动有助体内糖分的消耗。

4. 年龄≥40 岁

在调整其他因素后，年龄每增加 10 岁糖尿病的患病率增加 68%。

5. 2 型糖尿病者的一级亲属

遗传因素在 2 型糖尿病患者的病因中较 1 型糖尿病更为重要。双亲中一人患 2 型糖尿病，其子女患病风险率为 5%~10%，父母皆患病者的子女中 5% 有糖尿病，12% 有葡萄糖耐量减退。

6. 高血压

血压≥140／90mmHg，或正在接受降压治疗者，患糖尿病的风险会增加。

7. 血脂异常

血脂异常 HDL-C≤35mg／dL（0.91mmol／L）及 TG（甘油三酯）≥200mg／dL（2.22mmol／L）。血浆游离脂肪酸长期升高导致脂肪酸和甘油三酯在非脂肪组织（胰岛 B 细胞、骨骼肌、心脏和肝脏等）中沉积，脂肪酸氧化形成脂质过氧化物，具有细胞毒性，损伤蛋白质和 DNA 的自由基，导致胰岛素抵抗。

8. 其他因素

严重精神病和（或）长期接受抗抑郁药物治疗的患者。

参考文献

［1］朱镛连，张皓，何静杰. 神经康复学 ［M］. 北京：人民军医出版社. 2010.

［2］李忠康. 临床疼痛治疗学 ［M］. 天津：天津科学技术出版社. 1994.

［3］Warden V，Horley AC，Voliceer L，et a1.Development and psychometric evaluation of the PAINAD（pain Asessment in advanced dementia scales ［J］. Journal of the American Medical Directors Association，2003，4（1）：9-15

［4］苏远力. CPET（运动心肺功能测试）研究进展 ［J］. 医学信息，2010，23（1）：287-288.

［5］马国际，刘小莉. 关于运动员心肺功能评价指标的研究 ［J］. 体育科技，2009，2：148.

［6］周维金，孙启良. 瘫痪康复评定手册 ［M］. 北京：人民卫生出版社. 2006.

［7］王茂斌，曲镭. 心脏疾病的康复医疗学 ［M］. 北京：人民卫生出版社. 1999.

［8］王吉耀. 内科学（上、下册） ［M］. 北京：人民卫生出版社. 2005.

［9］陈嵘，王健，黄滨. 三种心肺功能运动负荷测试的评价效度研究 ［J］. 体育科学，2005，25（6）：52-54.

［10］杨淑媛，吕婵. CS-200 运动心肺功能测试系统在机能评定中的应用 ［J］. 哈尔滨体育学院学报，2010，28（5）：97-99.

［11］王霆，邓兴国. 成年人心肺功能测评软件的设计与开发 ［J］. 山西体育科技，2003，23（3）：42-44.

［12］孙乾，陶纪民. 摄氧效率斜率在评价心肺功能中的应用 ［J］. 中国康复医学杂志，2005，20（5）：387-389.

［13］梁斌. 老年人心肺功能自测法 ［J］. 老年人，1996，10.

［14］金冬梅，燕铁斌. 平衡功能临床评定研究进展 ［J］. 中华物理医学与康复杂志，2002，24（3）：187-189.

［15］张蕲，燕铁斌. 人体平衡功能评定的研究进展 ［J］. 国外医学. 物理医学与康复学分册，2002，22（1）：14-18.

[16] 徐华平，冯珍. 康复医学中平衡功能评定的研究进展 [J]. 南昌大学学报，2011，51（3）：86-89.

[17] 卓大宏. 中国康复医学 [M]. 2 版. 北京：华夏出版社，2003.

[18] 肖灵君，廖丽贞，燕铁斌，等. Brunel 平衡量表中文版的开发及信度研究 [J]. 中国康复医学杂志，2010，25（2）：145-148.

[19] 励建安，孟殿怀. 步态分析的临床应用 [J]. 中华物理医学与康复杂志，2006，28（7）：500-503.

[20] 李香平，郭彦华，舒彬. 步态分析方法及临床应用 [J]. 中国伤残医学，2011，19（7）：22-23.

[21] 胡雪艳，恽晓平. 步态分析在临床中的应用 [J]. 中国康复理论与实践，2003，9（11）：677-679.

[22] 于兑生，恽晓平. 运动疗法与作业疗法 [M]. 北京：华夏出版社，2002.

[23] 国家体委. 中国成年人体质测定标准手册 [M]. 北京：中国标准出版社，1996.

[24] 国家体育总局. 中国成年人体质测定标准 [M]. 北京：人民体育出版社，2003.

[25] 张军波. 柔韧性评价的几种简单方法 [J]. 体育师友，2009.

[26] 恽晓平. 康复评定学 [M]. 北京：华夏出版社，2005.

图书在版编目（CIP）数据

老年康复评定 / 荣湘江，陈雪丽主编 . –北京：人民体育出版社，2014

ISBN 978-7-5009-4530-7

Ⅰ.①老…　Ⅱ.①荣…　②陈…　Ⅲ.①老年病–康复–医学

Ⅳ.①R592.09

中国版本图书馆 CIP 数据核字（2013）第 216355 号

*

人民体育出版社出版发行

三河兴达印务有限公司印刷

新　华　书　店　经　销

*

787×960　16 开本　11 印张　190 千字

2014 年 2 月第 1 版　2014 年 2 月第 1 次印刷

印数：1—3,000 册

*

ISBN 978-7-5009-4530-7

定价：25.00 元

社址：北京市东城区体育馆路 8 号（天坛公园东门）

电话：67151482（发行部）　　　邮编：100061

传真：67151483　　　　　　　　邮购：67118491

网址：www.sportspublish.com

（购买本社图书，如遇有缺损页可与发行部联系）